うつ・不安障害を治す
マインドフルネス

ひとりでできる「自己洞察瞑想療法」

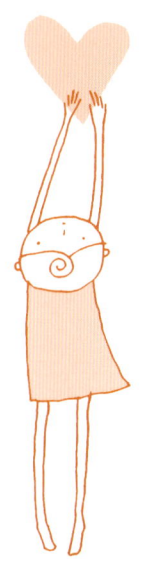

Ohta Kenjirou
大田健次郎
マインドフルネス
総合研究所代表

佼成出版社

はじめに

　最近では、薬が効きにくいといわれる非定型うつ病が増えています。長期化したり、再発を繰り返したりなど、なかなか完治せずにつらい思いをされている方も多いことでしょう。
　また、2011年3月11日の東日本大震災以降、被災地では、うつ病をはじめ、ＰＴＳＤ（心的外傷後ストレス障害）やパニック障害などの不安障害も増加しているようです。
　そこで、本書では、うつ病や不安障害に悩んでいる方が少しでも楽になることを願って、「自分でできる心理療法」としてまとめました。
　うつ病の治療に効果的な心理療法としては認知行動療法が知られていますが、本書で扱う「自己洞察瞑想療法（ＳＩＭＴ: Self Insight Meditation Therapy）」は、それを超えた、第三世代の認知行動療法と呼ばれる「マインドフルネス心理療法」の流れをくむものです。
　マインドフルネス心理療法は、今、もっとも注目されている心理療法の一つで、欧米を中心に、心の病気の治癒・予防などに役立てられています。
　本書では、マインドフルネス（大事なことに注意を向ける）とアクセプタンス（つらいことをあるがままに観察して受け入れる）の訓練をもとに、呼吸法を通して、健康な心の使い方を学んでいきます。
　私は、この心理療法で、うつ病や不安障害の方への支援活動を行ってきました。約二十年の臨床経験で、毎日30分以上の実践を続けたほとんどの方に、症状の改善が見られ、元気を取り戻しています。非定型うつ病やパニック障害、ＰＴＳＤ、社交不安障害（対人恐怖）、過食症、家族との緊張不和の改善などにも効果があります。

はじめに

　かつて私自身も、うつ病になった時、この心理療法のベースとなっている坐禅で治したという経験があります。その時、坐禅を応用すれば、他の人のうつ病を改善する支援ができそうだと直感しました。そして、坐禅の修行を続けながら、西田哲学とうつ病の脳神経生理学の研究成果を応用して開発したのが、「自己洞察瞑想療法」です。

　この心理療法は、再発のリスクが少なく、治ってからもさらに自己探求を深めることができます。たとえつらいことが起きても、乗り越えていける力を養い、いきいきと自分らしく生きていくことが可能なのです。薬に頼らない生活を取り戻すには、あきらめずにこの心理療法を続けることです。ただし、急に薬をやめてはいけません。主治医やカウンセラーと相談しながら、じっくり取り組んでいきましょう。

　さらに、この心理療法は心をはじめ身体的な苦痛やひきこもり、不登校、ターミナルケアなどさまざまな領域の問題に対するケアとして応用できる可能性があります。

　本書は、幾千年も脈々と受け継がれてきた仏教の実践者や哲学の研究者など、先人たちの尊い業績があってはじめて生まれることができたものです。また、私を指導してくださった禅の師、ご自分の病気を治そうと、共に実習に参加してくださり、心理療法の効果を検証してくださったみなさんのおかげです。深く感謝いたします。そして、貴重な出版の機会を与えてくださった佼成出版社の方々、特に編集担当の清野雅代さんに深く感謝いたします。

　本書によって、東日本大震災の被災者の方々をはじめ、全国のうつ病や不安障害の方のお役に立てることができれば、こんなに嬉しいことはありません。そして全国の専門家の方が自己洞察瞑想療法をうつ病や不安障害などの問題解決に有効な治療法に取り入れていただき、さまざまな領域の苦痛や自殺が減少することを切に願っています。

　　2013年3月

　　　　　　　　　　　　　　　　　　　　　　　　大田健次郎

うつ・不安障害を治す
マインドフルネス

目次

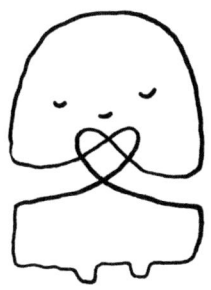

はじめに …… 1

Part1 うつ・不安障害に悩むあなたへ

うつ病の症状 …… 10

うつ病は脳の病気 …… 10

治りにくい理由 …… 11

なぜ心理療法で治るのか …… 12

意志作用のトレーニング …… 15

災害後に多いPTSDやパニック障害にも …… 15

治ります・治しましょう …… 16

Part2 自己洞察瞑想療法の実践

Part 2の使い方 …… 18

10か月のスケジュール …… 20

第1セッション ✲ 基本的なトレーニング

ポイント1 ● 規則正しい生活 …… 24

ポイント2 ● 呼吸法 …… 25

ポイント3 ● 基本的自己洞察 …… 26

ポイント4 ● 行動時自己洞察 …… 28

第1セッションの課題 …… 30

具体的な実践方法 …… 32

第2セッション ✲ いつでもできる呼吸法

ポイント1 ● すべてが「今、ここ、自分の心」 …… 39

ポイント2 ● さまざまな心理現象 …… 40

- ポイント3 ● 注意作用を自由に使う …… 43
- ポイント4 ● 運動や活動の効果 …… 45
- 第2セッションの課題 …… 46
- 具体的な実践方法 …… 48
- マインドフルネスでうつが治った!〈事例1〉…… 56

第3セッション ✺ 感情を知る

- ポイント1 ● 感情の特徴を知る …… 59
- ポイント2 ● 病気の症状と思考・感情の関係 …… 62
- ポイント3 ● 病気の症状に対処する呼吸法 …… 65
- 第3セッションの課題 …… 66
- 具体的な実践方法 …… 68

第4セッション ✺ 人生の価値・願い

- ポイント1 ● 人生の価値 …… 77
- ポイント2 ● 価値・願いを確認する呼吸法 …… 79
- ポイント3 ● 朝一番の呼吸法 …… 79
- ポイント4 ● 作用と対象、作用間の関係 …… 80
- 第4セッションの課題 …… 82
- 具体的な実践方法 …… 84
- マインドフルネスでうつが治った!〈事例2〉…… 90

第5セッション ✺ 日常生活を薬に

- ポイント1 ● 日常生活を薬にする …… 94
- ポイント2 ● 心理的反応パターンと脳神経生理学 …… 96
- ポイント3 ● 意欲がない時 …… 100
- ポイント4 ● いつも自己洞察 …… 101
- 第5セッションの課題 …… 102
- 具体的な実践方法 …… 104

第6セッション ✲ 思考の特徴を知る

- ポイント1 ● 思考の特徴を観察する …… 109
- ポイント2 ● 見えにくい心・本音 …… 111
- ポイント3 ● 思考と感情の相互影響 …… 112
- ポイント4 ● 思考の観察と中断 …… 114
- 第6セッションの課題 …… 116
- 具体的な実践方法 …… 118
- マインドフルネスでうつが治った!〈事例3〉…… 128

第7セッション ✲ 不快なことを受け入れる

- ポイント1 ● 受容と自由意志 …… 131
- ポイント2 ● 不快事象の受容の脳神経生理学 …… 134
- ポイント3 ● 包む心・受容の心得 …… 136
- ポイント4 ● 不快事象の受容の実践 …… 138
- 第7セッションの課題 …… 140
- 具体的な実践方法 …… 142

第8セッション ✲ つらい連鎖の解消

- ポイント1 ● 意志作用・自由意志 …… 154
- ポイント2 ● 深刻な問題を解決するための具体的行動 …… 156
- ポイント3 ● 死にたい思い・自殺念慮 …… 159
- ポイント4 ● 価値崩壊連鎖の解消計画・実践 …… 160
- 第8セッションの課題 …… 162
- 具体的な実践方法 …… 164
- マインドフルネスでうつが治った!〈事例4〉…… 178

第9セッション ✷ 生きる智慧

- ポイント1 ● 四つの智慧と叡智的自己 …… 181
- ポイント2 ● 意識的自己の解放 …… 183
- ポイント3 ● 直観的な叡智の開発 …… 184
- ポイント4 ● 現前の事実を受け入れて今に生きる …… 186
- 第9セッションの課題 …… 188
- 具体的な実践方法 …… 190

第10セッション ✷ これからの課題

- ポイント1 ● これからも自己の探求 …… 204
- ポイント2 ● 症状悪化・再発防止のために …… 208
- ポイント3 ● 復帰と減薬、断薬 …… 212
- ポイント4 ● これからの課題 …… 215
- 第10セッションの課題 …… 218
- 具体的な実践方法 …… 220
- マインドフルネスでうつが治った!〈事例5〉…… 230

10か月間、お疲れさまでした。 …… 232
おわりに …… 233

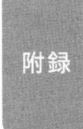
附録

- 記録表A◆スケジュール表 …… 234
- 記録表B◆私独自の問題と対策 …… 236
- 記録表C◆改善状況の点検表 …… 237
- 記録表の記入例 …… 238

デザイン
こやまたかこ
●●●
イラスト
ミウラナオコ

Part 1

うつ・不安障害に悩むあなたへ

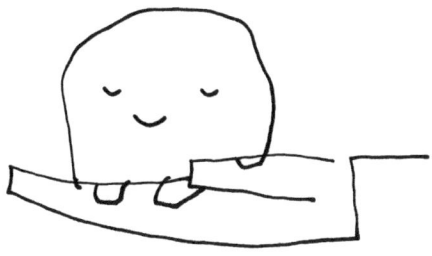

Part 1 うつ・不安障害に悩むあなたへ

うつ病の症状が、薬物療法だけで軽くなるのは、七割くらいといわれています。つまり、三人に一人は薬が効かないというのです。そして、症状が軽くなった人でもその半数が再発するといわれています。ここでは、その実情をふまえ、うつ病がなかなか治らず、再発も多いのはなぜか。そして、自己洞察瞑想療法（ＳＩＭＴ）で治癒する仕組みについて、簡単に説明していきます。

❦ うつ病の症状

　うつ病には、従来知られていたメランコリー型と、最近、治りにくいことで浮き彫りになってきた非定型のものがあります。メランコリー型では、抑うつ症状や喜びを感じないことが主な症状です。意欲がなく、仕事や勉強がうまくできず、死にたいという気持ちが持続します。絶望感が強まると自殺したくなることもあります。長期化した場合、家族や環境の変化により追い詰められることで、自殺のリスクが高まります。

　非定型うつ病には、ささいなことで感情的になって対人関係を悪化させ（＝拒絶過敏性）、身体が重くて起き上がることができなくなる（＝鉛様麻痺感）などの症状があります。過食、過眠の傾向もあります。長引くと仕事や人間関係に影響し、抑うつ症状や自殺につながることもあります。

❦ うつ病は脳の病気

　脳神経生理学的な研究によると、うつ病の患者は、仕事や勉強をする時に働くワーキングメモリ（作業記憶）や、さまざまな高度の精神活動を担う前頭前野、帯状回などの機能が低下するといわれています。うつ病になるとこれらの領域が障害を受けるので、仕事や対人コミュニケーションが難しくなります。なぜこういうことが起きるのか。

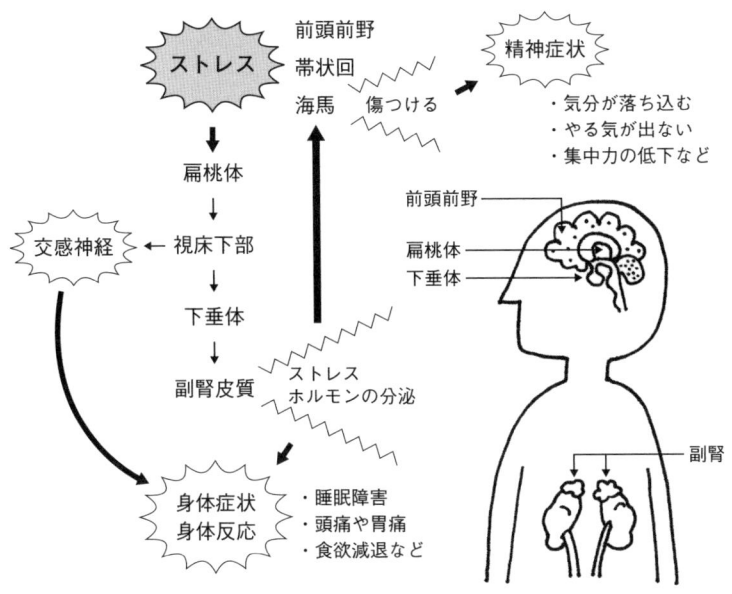

図1　ストレス反応

最近の研究から、次のプロセスが考えられます（図１）。
　心理的ストレス→感情（扁桃体）の興奮→HPA系（視床下部―下垂体―副腎皮質）の興奮→ストレスホルモンの分泌→前頭前野や帯状回、海馬などの神経細胞を傷つける→症状の出現

　このように、うつ病では神経レベルでのさまざまな変化が生じていて、すべての領域での変調が回復することは容易ではありません。うつ病は、心の持ち方で治るようなものではなくて、脳の病気と言うべきです。

❦ 治りにくい理由

　うつ病になると、症状がつらく、経済状況や人間関係の悪化、将来への不安が持続するので、悲観的な内容の思考が繰り返されます。また、非定型うつ病では、対人関係が悪化するような衝動的な行動に走

ってしまいます。そこには、つらいことを考えることから不快な感情を起こし、症状を悪化させ、家族を苦しめる行為（逃避的・衝動的行動など）に陥り、そしてまたつらいことを考えるという、ひとつながりの連鎖（図2の上「苦悩の持続」）があります。これを**「価値崩壊の反応パターン」**といいます。この心理療法における「価値」とは、こうありたいという願いや目的のことで、具体的には病気が治る、仕事や学校に行けるなどがこれに当たります。その価値を崩壊させるパターンとは、自分を苦しめることになる心理的な反応（思考、態度、行動）のことです。この心理的な連鎖は、一度成立すると同じパターンが繰り返されやすく、さらに前述した脳神経生理学的な連鎖も相まって、うつ病が治りにくいのです。その理由は以下の通りです。

1● 前頭前野が傷つき、特にワーキングメモリの機能が回復しないため。
2● 症状やストレスに対して価値崩壊の反応パターンしかとれず、そのことが症状を持続させるため。
3● 薬物療法で改善しないケースがあるため。
4● 薬の効果があっても、それを打ち消すほどの、不快な思考や結果的に苦しくなる行動（自傷行為、飲酒など）によってまぎらすことで、もっとつらくなり、苦痛の思考が続くため。
5● 薬物療法で一度軽くなっても、心理的な対処法（図2の下「苦悩の解消」）を身につけていないから、何らかの出来事やストレスによって価値崩壊の反応を繰り返して、脳内に再び変調を起こして再発するため。

なぜ心理療法で治るのか

それでは、自己洞察瞑想療法でうつ病を治すとはどういうことなのでしょうか。

この心理療法では、うつ病を改善するための心の使い方を訓練します。それは、たとえつらいこと（感覚、感情、状況、症状など）があっても、自分の心を観察し、受け入れて、自分の願い（人生の価値）を実現するための行動を選択できる「意志作用」を習得することです

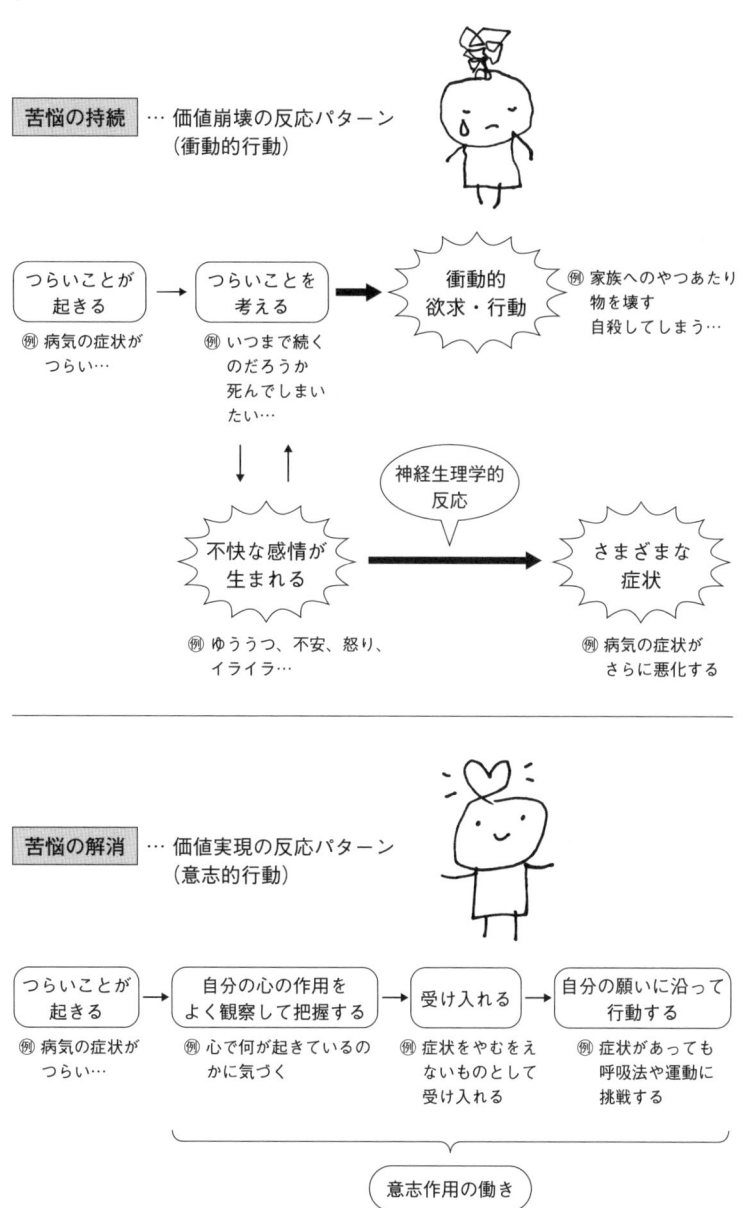

図2　衝動的行動と意志的行動

（図2の下「苦悩の解消」）。意志作用による反応を「**価値実現の反応パターン**」といいます。

そのためには、自分の心の作用をよく観察し、知ること（洞察）が重要なのです。

このような意志作用は、病気が治ってからも日常的に行う健康的な心の使い方です。治すための意志作用と、うつ病にならない心の使い方とは同じですので、一度、このトレーニングによって治った方は、再発しにくいのです。

Part 2（実践編）の第1～第10セッションの課題を実践することで、意志作用が活性化し、次の六つの価値実現の自己洞察スキルが向上します。

1 ● 直接体験注意集中のスキル
　自分の心の状況を自覚していて、目の前の体験に注意（意識）を集中し、不要な行動を抑制、回避しながら、自分の願いや人生の目標を実現する、価値実現のための行動に真剣に関わることができること。
2 ● 価値確認のスキル
　自分の願いや人生の目標（価値）を持ち続け、いつでもそれを確認しながら価値実現の行動への指針にできること。
3 ● 意識作用の機能洞察スキル
　さまざまな心の作用を実践的に観察して、意識上の心理的な影響と意識下の脳神経生理学的な影響を理解すること。
4 ● 徹底的受容のスキル
　不快なことがあっても、そのまま体験して、価値を崩壊させる行為に移らず、受け入れること。
5 ● 連合解消のスキル
　自分を苦しめるような価値崩壊の反応パターンをとらず、価値を実現させるためのさまざまな選択が柔軟にできること。
6 ● 直観的叡智の実践のスキル
　自分自身を深く知り、心の奥にある真の自分に気づく見方を習得することで、1～5までのスキルを自由に使いこなすことができること。

意志作用のトレーニング

　自己洞察瞑想療法の具体的な実践方法はPart 2で扱いますが、おおまかには次のような流れとなります。
　まず、呼吸法をしながら、今この瞬間に自分の心で何が起きているか、現在進行形で観察します。感覚、思考、感情など、それぞれの心の作用の特徴と影響について学んでいきます。そして、自分の心の作用のすべてを監督するような深い位置にある意志作用のトレーニングを繰り返し行うのです。次第に、無用な作用を抑制しながら、不快なことを受け入れ、価値実現のための行動ができるようになります。そうした心の使い方ができるようになると、つらい感情を起こすことが少なくなり、脳神経に影響して症状が軽くなります。また、そうした心の使い方は、ワーキングメモリの活性化をもたらすので、前頭前野の機能低下も回復するのです。

災害後に多いPTSDや パニック障害にも

　自己洞察瞑想療法は、うつ病だけでなく、不安障害や過食症、家族間の緊張不和、怒りにまつわる問題（パーソナリティ障害、家族の暴力、虐待など）にも適用できます。
　震災などの被災者は数年にわたって、つらいことが持続しますので、PTSD（心的外傷後ストレス障害）やパニック障害になることがあります。不安障害の共通点は、次の通りです。
●過去の体験がトラウマになっていること。
●体験によって脳に過敏な箇所が生じて、ささいな刺激で発作（パニック発作やフラッシュバックなど）を起こすこと。
●何かをしようとした時に、発作やつらいことが起きるのをおそれて予期不安を起こすこと。
●予期不安が起きるので類似の体験や場所、機会を回避すること。

Part 1 うつ・不安障害に悩むあなたへ

薬物療法やさまざまなカウンセリングで治らない不安障害でも、自己洞察瞑想療法で治るケースがあります。

❦ 治ります・治しましょう

これまでの経験によると、うつ病、非定型うつ病、不安障害や過食症などの多くの方が一年から二年の実践で治っています。しかも一度治ると、再発しにくくなります。

本書を手になさるあなたもぜひ治るための一歩を踏み出してください。

治すためには、何より実践が大切です。はじめは少ない時間でも、数か月経過した時に毎日30分の実践ができるようになれば症状が軽くなります。日々の訓練の積み重ねが大事なのです。

こうした病気を自己洞察瞑想療法で治すことのメリットは、深刻な病状を克服したという体験から自分への信頼が増すことです。自己への見方が深まり、長い人生を力強く生きていくことができるのです。大変貴重な副産物と言えるでしょう。

Part 2

自己洞察瞑想療法 の実践

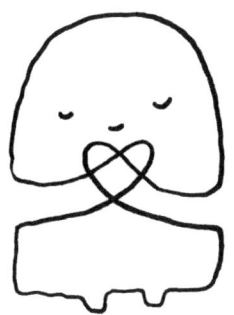

Part 2の使い方

第1セッションから第10セッションまであります。

各セッションの終わりに「課題」と「具体的な実践方法」がありますので、毎日課題を実践し、ひと月ごとに次のセッションに進みます。全体で10か月です。課題を実行しないと、次のセッションが理解しにくいので、必ず実践してください。

読んで理解するだけでは症状は改善しません。課題を一定の期間、繰り返し実行することが大切です。読むだけでは治りません。必ず実践しましょう。

注1 ■ 一気に本の最後まで読む必要はありません。初めて読む人、マインドフルネス心理療法を実践したことのない人には、後半の内容は難しく感じるはずです。第1セッションから順次課題を実行していくことで、心理療法への理解が深まっていきます。

注2 ■ 最初のうちは課題の実践が難しく感じるかもしれません。これまでとは違った新しい心の使い方をしていくので、それは当然です。熟練するまでに、一年ほどかかります。あせらず、着実に取り組んでいきましょう。

実行したことを記録する

　課題を実行した時、その内容や回数を記録しましょう。記録するという行為にも意味があります。自分の心理作用の特徴、苦悩につながるポイントがどこにあるかわかれば、改善の方針が見えてきます。よく記録する人ほど早く元気になっています。
　巻末に、実践内容を記録するフォームと記入例を掲載しています。記録表A「スケジュール表」と記録表B「私独自の問題と対策」です。コピーをとって、毎日記録してください。使い方は各セッションの課題の中にあります。このフォームはマインドフルネス総合研究所のホームページ（http://mindfulness.jp/）からも印刷できます。

改善状況のチェック

　うつ病や不安障害などの治癒には時間がかかります。二～三か月に1回、改善状況をチェックしましょう。巻末の記録表C「改善状況の点検表」を使います。個別の症状でみれば軽くなったものばかりではなく、ひどくなったように感じるものもあるかもしれません。全体的に軽くなったようであれば、この心理療法はあなたに向いていると言えるでしょう。
　これまでの事例では、第8セッションくらいまであまり変化がなくても、第9～10セッションで、突然大きく改善することがあります。また、第10セッションを半年ほど続けた後に顕著な変化を感じるケースもあります。あきらめずに継続することが何より大切です。さあ、それでは、最初の一歩から始めましょう。

Part 2 自己洞察瞑想療法の実践

✳︎10か月のスケジュール

	課題A	課題B	課題C
1か月目 第1セッション 基本的な トレーニング	起床時刻 毎朝、7時までに 起きよう	運動・活動 毎日、30分くらいの 運動をしよう	呼吸法 （自己洞察を含む） 呼吸法をやってみよう
2か月目 第2セッション いつでもできる 呼吸法			呼吸法 （自己洞察を含む）） 呼吸法のなかで自分の 心を観察しよう
3か月目 第3セッション 感情を知る			呼吸法 （自己洞察を含む） 呼吸法のなかで症状や 欲求を観察しよう
4か月目 第4セッション 人生の価値・願い			呼吸法 （自己洞察を含む） 呼吸法のなかで自分の 心を洞察しよう
5か月目 第5セッション 日常生活を薬に			
6か月目 第6セッション 思考の特徴を知る			呼吸法 （自己洞察を含む） 呼吸法のなかで思考や 本音を観察しよう
7か月目 第7セッション 不快なことを 受け入れる			呼吸法 （自己洞察を含む） 呼吸法のなかで抑制の トレーニングをしよう
8か月目 第8セッション つらい連鎖の解消			呼吸法 （自己洞察を含む） 「意志作用」のトレー ニングをしよう
9か月目 第9セッション 生きる智慧			呼吸法 （自己洞察を含む） 心の奥のしっかりとし た自分を感じよう
10か月目 第10セッション これからの課題			呼吸法 （自己洞察を含む） 「意志作用」を自覚しな がら呼吸法をしよう

課題D	課題E	課題F	課題G
行動時自己洞察 今、考えているかいないか、のチェックをしよう	生活行動時の傾注観察 行動中に、身体の動きに注意を向けよう	食事中の傾注観察 食事の時に、その感覚に注意を向けよう	私独自の問題 自分の問題に気づいたら、それに取り組もう
行動時自己洞察 日常生活の行動中に自分の心を観察しよう	心理現象に名前をつける 今、心に起きていることに名前をつけよう	意図的に注意を移動する 「注意」の働きを活性化する練習をしよう	
行動時自己洞察 感情的になった時、自分の反応パターンを観察しよう	感情の連鎖を観察 感情的になった時、どんな連鎖が起こるか、観察しよう	病気の症状に対処する呼吸法 病気の症状に対処する呼吸法をやってみよう	
行動時自己洞察 行動中にも、自分の心を観察しよう	朝一番の呼吸法 朝一番の呼吸法を毎朝の習慣にしよう	価値・願いを確認する呼吸法 価値・願いを確認する呼吸法をやってみよう	
	就寝前の呼吸法 就寝前の呼吸法をやってみよう	小さな行動(二つ以上) 意欲がない時に、意欲観察呼吸法をやってみよう	
行動時自己洞察 行動中にも、思考や本音を観察しよう	特定思考を観察する呼吸法 繰り返される特定の思考について観察しよう	思考の観察と解放の練習 考えることをストップすることを試してみよう	
行動時自己洞察 行動中にも、自分の心を観察しよう	小さな不快事象の受容 「受容」のトレーニングをしよう	「今、ここ」の洞察 「今、ここ」の洞察を深めてみよう	
行動時自己洞察 行動中にも「意志作用」のトレーニングをしよう	希死念慮、自殺念慮の克服 「死にたい」思いを克服するトレーニングをしよう	問題行動の改善計画 問題行動を改善するためのトレーニングをしよう	私独自の問題 自分の問題について計画的に改善しよう
行動時自己洞察 深い智慧で意志的行動をしよう	過去なく未来なく現在のみ実在 今しかないことを確認しよう	考えられた自己の解放 頭で考えた自分を手放そう	
行動時自己洞察 常に自由な意志で行動しよう	本音の洞察 本音と真剣に向き合おう	家族との関係を見直す 家族との関係を改善しよう	

> 第1セッションからの
> スタートです。
> 肩の力を抜いて、
> できるだけリラックスして
> 始めましょう。

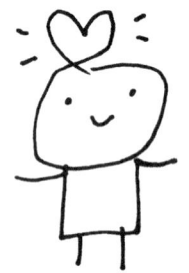

第1セッション
基本的なトレーニング

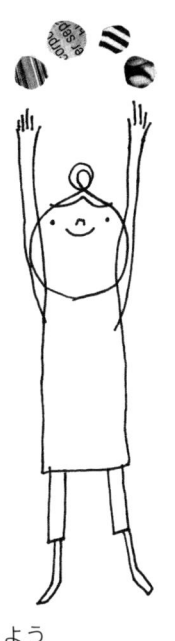

第1セッションの課題では……

課題A ※ 起床時刻
　──　毎朝、7時までに起きよう

課題B ※ 運動・活動
　──　毎日、30分くらいの運動をしよう

課題C ※ 呼吸法（自己洞察を含む）
　──　呼吸法をやってみよう

課題D ※ 行動時自己洞察
　──　今、考えているかいないか、のチェックをしよう

課題E ※ 生活行動時の傾注観察
　──　行動中に、身体の動きに注意を向けよう

課題F ※ 食事中の傾注観察
　──　食事の時に、その感覚に注意を向けよう

課題G ※ 私独自の問題
　──　自分の問題に気づいたら、それに取り組もう

Part 2 自己洞察瞑想療法の実践

30ページからの課題と実践を行う前に、第1セッションで学ぶポイントを「規則正しい生活」「呼吸法」「基本的自己洞察」「行動時自己洞察」の四つに分けて解説します。ひととおり読んでから課題に取り組みましょう。

ポイント1

規則正しい生活

1　早起き

　うつ病では体内時計が失調しています。起床時間が遅くなることで、セロトニンの分泌サイクル（およそ二十四時間のサイクル）が乱れて、うつ病や睡眠障害を治りにくくしています。

　早起きは症状の改善に効果があります。「どうせ、起きてもすることがないから、このまま寝ておこう」と思わずに起きましょう。朝早く起きると日中の行動時間が多くなるので、前頭前野などが活性化するとともに、自己嫌悪感や自責の念が少なくなります。

2　朝ごはんを食べる

　うつ病になるとセロトニンの分泌が少なくなります。セロトニン神経や前頭前野を活性化することに効果のある朝ごはんを食べましょう。バナナ、大豆製品（納豆など）、チーズなどの乳製品が、セロトニンの分泌を促す材料になります。

　また、前頭前野の神経細胞が活動するために、ブドウ糖が必要です。穀類を主にした朝食を早めにとりましょう。心の病気の改善のためには、朝食は大切です。

3　運動

　前頭前野、セロトニン神経の活性化、そして自律神経失調症状や睡

眠障害の改善にはリズム運動が効果的です。軽い運動、散歩、体操などを毎日行いましょう。散歩の時は、早足で歩くと脳がより活性化します。

これは、「行動活性化手法」の一つです（45ページ）。

運動をする時は自分の心をよく観察します。身体の感覚、思考の動きなどに注意を向けながら行いましょう。自分の心の動きが見失われるまで思考に没頭してしまうのではなく、運動しながらも心に起きるさまざまな作用を観察します。

ポイント 2

呼吸法

自分のさまざまな心の働きを洞察し、日常的に持続する症状やつらいことが起きた時の対処法として、もっとも基本的な呼吸法です。「ゆっくり呼吸法」と「自然の呼吸観察法」の二つの方法があります。

呼吸法や禅の本には、腹式呼吸法として、たとえば30秒くらいで1回というような極端に長くする方法が書いてあるものもありますが、心の病気や問題改善のためには、おすすめできません。自己洞察瞑想療法（ＳＩＭＴ）は、自分の心を観察し、自分とは何かを探求することによって、つらい問題を克服する智慧を開発するのが目標です。混乱するといけませんので、問題が解決するまでは他の呼吸法を参考にせず、この呼吸法を一貫して続けることをおすすめします。

この本で使う「呼吸法」とは、特にことわりのない限り前述の二つの方法を指します。どちらでもやりやすいほうで行ってください。

● 洞察実践１● ゆっくり呼吸法（→32ページ）
● 洞察実践２● 自然の呼吸観察法（→32ページ）

ポイント　3

基本的自己洞察

「今、ここ」の瞬間に、自分の心を観察し、現在進行形で自己を深く知ることが自己洞察です。

　自己洞察は、呼吸法を実践しながら行う場合（基本的自己洞察）と日常生活の行動中に行う場合（行動時自己洞察）があります。基本的自己洞察は、安全な場所で呼吸法をしながら、自己洞察を習得するための練習と考えてください。一方、行動時自己洞察は、基本的自己洞察で練習したことを、現実の場面で実地応用するものです。

1　自己洞察の基本

　単なる呼吸法では心理療法になりません。呼吸法のなかに心の病気を治す技法を織り込む必要があります。それが自己洞察瞑想療法です。

　まず、ここでは、注意（意識）を分配するスキルを訓練します。「今、ここ」の瞬間に複数の心理現象を同時に意識しながら観察すること。これを「注意の分配」といいます。

　うつ病になると、否定的な思考ばかりに注意が集中しがちです。一つのことに集中するのは、悪いことではありません。仕事や勉強などの時には必要です。しかし、日常生活に支障が起きるほど、一つのことだけに集中しすぎるのは問題です。複数のものに同時に注意を向ける、注意の分配が長時間にわたってできないことが心の病気を長引かせています。状況に応じていつでも自由に思考を中断できるようになることを目標に、「注意作用の洞察」を繰り返し練習しましょう。

　これは、自己洞察瞑想療法のもっとも重要な課題です。最初は難しいでしょうが、うつ病を治すためには必須です。５分から始め、少しずつ洞察する時間を延ばしていきましょう。

◆ 洞察を深める実践1 ◆　注意作用の洞察（→37ページ）

❷ 心に包んで映す

　私たちの意識現象（心理現象）はさまざまな意識作用（心理作用）によって作り出されています。「見る」「聞く」「考える」など、さまざまな作用が働いていますが、それらの作用で作り出されたもの（見えるもの、聞いている音、考えられた内容）は、意識の野（意識の場所）に映されます。つまり視聴覚などの作用が背後にあって意識面に現れているのです。鏡やスクリーンのように映されているイメージです。

　そこで、呼吸法や自分の心を探求する時に、意識されるものはすべて意識の野に入り、包まれている、そして背後の作用によって作られたものであると理解しましょう。今の瞬間、心の中に、自分の心の働きを映して観察することを「自覚」といいます（図3）。

　自分の心は「意識されたものを包んで映すもの」であることを実感し、自覚しましょう。

> ● 洞察実践3 ● 包んで映す（→33ページ）

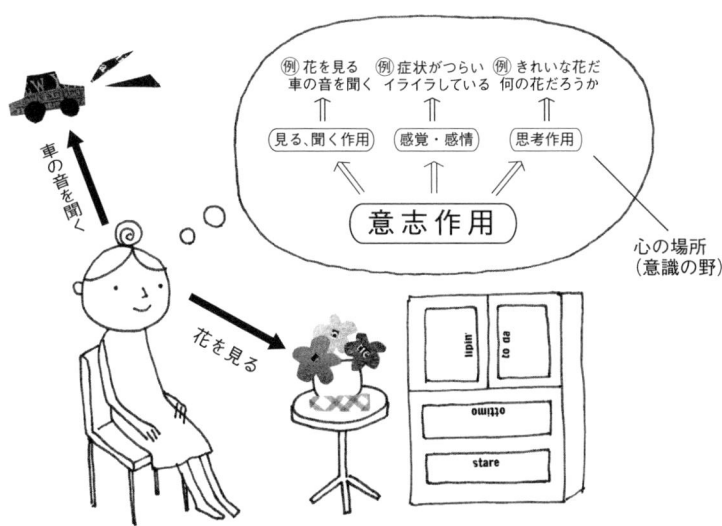

図3　心の場所に包む・映す

ポイント 4

行動時自己洞察

　日常生活の行動中に、自分の心を成長させるトレーニング、行動時自己洞察を行います。行動時自己洞察にもさまざまな方法がありますので、各セッションで学習していきましょう。

　ここでは、行動中の自分の状況をよく知るために、考えている内容を点検し、不要な考えを抑制する訓練を行います。

① 考えていることの自覚

　建設的な思考は大切ですが、自分を苦しめるだけの思考もあります。否定的、嫌悪的な思考はマイナスの感情を起こし、脳内にストレス反応を引き起こして症状を悪化させます。知らないうちに、いつのまにか考え込んでしまう状態を少なくするために、時々、自分の心の様子をチェックすることが大切です。「思考のチェック」の実践を繰り返すことで、次第に否定的な思考が減っていくでしょう。

● 洞察実践4 ● 思考のチェック（→34ページ）

② 日常生活での感覚・運動傾注法
（行動時自己洞察の一つ）

　私たちはふだんの生活で何かをしている時に、その行動とは無関係のことを考えていることが多々あります。無意識に何かを考え始め、それを止められない状態が続くと、心の病気を長引かせてしまいます。今という瞬間をおろそかにせず、全力で「今、ここ」の行動に集中できるように努めましょう。

　日常生活の行動中に、次の要領で自分の感覚を自覚する自己洞察を実行します。

a）今の瞬間の感覚、手足の動きに意識（注意）を向けていましょう。

b）今の瞬間の行動に関係のないことを考えないようにしましょう。

c）何か考えが浮かんだら、それを観察して、また、感覚や身体の動きに意識を戻しましょう。

　これが、行動時自己洞察の基本です。行動しながら何か考えが浮かぶのが悪いわけではありません。ただ、そういう心理作用があっただけです。考えることに対して「悪い」という評価判断をせず、行動している時には、手足の動きや感覚に意識を向けます。ただし、考える内容がつらいもの（怒り、不安、嫌悪などの感情を生むもの）であれば、ストレスホルモンが分泌されるだろうという影響を心に留めておきましょう。

● 洞察実践5 ● 感覚・運動傾注法（→34ページ）

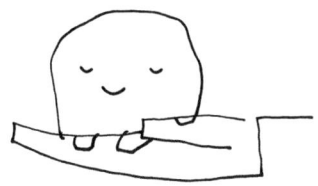

Part 2 自己洞察瞑想療法の実践

第1セッションの課題

★ 24ページからの解説をひととおり読んだ上で、実際に今日から一か月の間、次のA〜Gの課題を実践していきましょう。

★ 巻末の記録表A「スケジュール表」をコピーして、実践した内容、回数・時間、コメントなどを毎日記録します。「スケジュール表」の課題Eに「生活行動時の傾注観察」と記入し、Fに「食事中の傾注観察」と記入して使用してください（238ページの記入例を参照）。

課題A ✻ 起床時刻

今まで朝8時より遅く起きていた人は、いつもより、1時間早く起きることを目標にしましょう。7時以前に起きていた人は、それ以上早める必要はありません。毎日の起床時刻を、スケジュール表に記録し、目標を達成したら〇、できなかったら×を記入します。

課題B ✻ 運動・活動

早足散歩や体操、水泳など、好きな運動をします。運動時間を徐々に増やして30分以上が望ましいでしょう。好きな運動がなければ、あるいは、それをできない日には、体操やスクワットをします。農作業や家事の手伝い、掃除など、身体を動かす作業でもかまいません。運動、作業をする時は、手足など体の動きに意識を向けます。目標時間を設定し、達成できたら〇、少しできたら△、できなかったら×を記入します。

課題C ✻ 呼吸法（自己洞察を含む）

呼吸法を行う毎日の目標時間を決め、次の1と2を実践しましょう。たとえば、一日の目標を合計20分と決め、朝と夜に10分ずつ行うなど。はじめは、長時間できないかもしれませんが、少しずつ増やしていきます。実行した時間をスケジュール表に記録し、目標以上なら〇、以下なら△、できなかったら×と記入します。

1――まず基本的な呼吸法から始めましょう。●洞察実践1●ゆっくり呼吸法か、●洞察実践2●自然の呼吸観察法を行います。

2――次に、呼吸法をしながら、◆洞察を深める実践1◆注意作用の洞察と、●洞察実践3●包んで映すを実行します。

※最初から完全にはできません。できる範囲で挑戦しましょう。10分から始め、最終的に1時間ほどできるようになれば理想的です。

課題D✷行動時自己洞察

日常生活の行動中に、時々、●洞察実践4●思考のチェックを行います。第1セッションでは、毎日5回以上を目標にします。一日を振り返って、2、3回くらいチェックした、と概数で記録します。目標以上なら〇、以下なら△、できなかったら×と記入します。

課題E✷生活行動時の傾注観察

●洞察実践5●感覚・運動傾注法の中から一つを選び(食事は課題F)、1、2分の間、今の瞬間の身体(手足)の動き、感覚、考えなどに意識を向けて行動します。一つでも実行したら〇を記入し、何を行ったかも記録します。できなかったら×を記入します。

課題F✷食事中の傾注観察

●洞察実践5●感覚・運動傾注法の中の「食べる洞察法」を行います。食事やおやつを食べる時、飲み物を飲む時に、毎日1回は、1、2分の間、飲食物の感覚、手、あごの動き、考えなどに意識を向けて観察します。1回でも実行したら〇、できなかったら×を記入します。

課題G✷私独自の問題

何か自分の問題に気がついて、改善対策を思いつくならば、記録表B「私独自の問題と対策」に記入して実行します。実行したらスケジュール表に番号(① ② ③など)を記入します。まだトレーニングを開始したばかりですから、思いつかなければ、実行する必要はありません。

具体的な実践方法

●洞察実践１● ゆっくり呼吸法

　細く長くゆっくり息を吐き、自然にすばやく吸う方法です。
　必ず吐くほうを長く（４～６秒くらい）、吸うほうを短くします（２、３秒くらい）。
　眼をあけたままで行います。日常生活では、眼をあけて行動することがほとんどですし、発作の兆候や怒りなどのつらいことが起きるのも、眼をあけている時ですので、ふだんの生活と同様に、眼からの情報を閉ざさないで練習します。目の前の壁、障子などを見ながら、呼吸法を行います。視線は、前方、やや下に向けます。周囲に音がしても、それを聞きながら行います。
　おしりの下に座布団などを敷くと楽です。椅子に座って行ってもいいでしょう。背筋をまっすぐにして、猫背にならないように注意します。

●洞察実践２● 自然の呼吸観察法

　「ゆっくり呼吸法」ではなく、自然の呼吸を観察する方法です。
　呼吸に意識を向けると、息が出て行き、入ってくるのがわかります。それを観察し続けます。その間にも、感覚、感情、思考、欲求などの心が動くので、それも観察します。

●洞察実践３● 包んで映す

次のようにして、自分の心は「意識されたものを包んで映すもの」であることを実感し、自覚しましょう。

1 ―呼吸法の最中に、「見えるもの」や「音」、「考えた内容」を、心の奥の働きによって意識面に映し出されている「映像」「音」「言葉」として味わってみます。自分の心を「鏡」「スクリーン」だとイメージしましょう。意識されるすべてのものを映す「鏡」です。また、心は意識されるものを受け入れ、包み込んでいる「器」「海」ともイメージしてみます。

2 ―今、目の前に見えるものが、広がりのある心の「鏡」「スクリーン」に映っています。心の「器」「海」に入っているとも言えるでしょう。心に包み込まれています。

3 ―今、聞こえる音についても、心の「鏡」「スクリーン」に、音（響き）を映していると自覚します。聞こえるもの、見えるもの、感情などが同時に映っています。「注意の分配」（26ページ）で、同時に二つ以上の作用を自覚することができます。

4 ―心理的に悩ましい状況も、考えも、痛みも不安も他者の視線も、心の奥の作用によって、心の「鏡」「スクリーン」に映されています。心の「器」「海」に包まれています。すべてが、自分の外にあるのではなく、自分の心に入り込んで、包まれているとみます。

5 ―呼吸法をしながら、呼吸が自分の心に包まれていると自覚しましょう。

6 ―考えだけになると、呼吸法を行うことを忘れてしまいます。考えが起きたことに気づいたらストップして、作用を心に映し観察することに戻りましょう。

●洞察実践4● 思考のチェック

「今、何かを考えているかどうか」のチェックをします。
　考え込んでいる真っ最中は考えていることさえ自覚がないのです。考えがとぎれた時に、「今、考えていた」と自覚することは大切です。内容が無用の（価値崩壊の）思考であるならば、価値（願い）を実現するための行動（呼吸法、仕事、目前の対話など）に「注意を移動」することを試してください。歩きながら、食事をしながら、テレビを見ながら、「ついさっきまで考えていた」「今は、考えていない」、または「今も、考えている」（考えているという自覚が働いているのに思考を止めていない）という自己チェックを毎日、何回か行いましょう。そして、価値実現のための行動に注意を移動します。

●洞察実践5● 感覚・運動傾注法

　日常生活の行動中に、それぞれの場面で次のように自己洞察を行います。

食べる洞察法

　食べるもの（クッキー、レーズン、ごはん、おかず）か、飲みもの（お茶、ジュース、コーヒー）を目の前に準備します。その色、姿、形を注意深く見ます。「好き」「嫌い」「おいしそうだ」などの考えが浮かんだら、それを観察します。すぐに急いで食べずに、手にとり、手にふれる感触、温度などを感じます。鼻の近くに持っていって、においをかぎます。ゆっくりと口に運びます。その間にも手の動きを観察しています。くちびるや舌にふれる感覚を味わいます。舌の上にのせた時の感覚を観察します。ゆっくりと噛んで、味、においを観察します。口の動きを観察します。食べ物が口の中で、唾液とまざって変化して

いく様子を観察します。飲み込みたくなる思いが出てきたことを観察します。飲み込み、のどを通っていく感触を観察します。食べ物をのみ込んだ後にも、味、においが残っていることを観察します。

これを実行している間に、何か考えが浮かんだら、それを観察します。考えのみに占領されないようにして、上記の感覚を意識していましょう。

歩く時の自己洞察法（歩行瞑想）

通勤、通学、散歩、買い物などで歩く時、しっかりと、目の前のものを見ながら、周囲の音を聞きながら、手足の動きに意識を向けます。考えや感情が起きたら、それを観察します。今は歩く時ですから、できれば考え続けることをやめて、見えるもの、音、手足の動きに意識を向けます。考えが止まらないのであれば、その様子を観察しながら歩きます。しかし、考えを中断して見えるものに意識を向ける努力は続けましょう。

運動をする時の自己洞察法

運動の時は、呼吸を観察しながら、手足の感覚、動きに意識を向けます。考えや感情があるのに気がついたら、それを観察します。そして、手足の感覚、動きに意識を戻します。考えだけになってしまわないように注意しましょう。

静かに過ごす時の自己洞察法

音楽を聴く、庭をながめる、休息する時などは、やはり、感覚に意識を向けます。聞いている、見ている、息をしていることを感じます。何か考えていることに気づいたら、それを観察しましょう。考えにのみ込まれないようにします。身体の感覚などに意識を向ければ、考えは消えていくかもしれません。消えなくても、観察を続けましょう。

入浴時の自己洞察法

　入浴時にはその時にある感覚に意識を向けます。お湯の温度や肌に伝わる感触を味わいます。石けんのにおいやつるつるすべる感触なども味わいます。ほかのことを考えないようにしましょう。考えや感情が起きたらそれを観察します。湯船の中で呼吸法を行ってもいいでしょう。呼吸法をしながら、いろいろな感覚を味わいます。

作業をする時の自己洞察法

　掃除、洗濯、炊事、花を植える、水をまく、雑草を抜くなどの作業をする時、目の前にある道具などをしっかり見て、それをとりあつかっていきます。なるべくその作業に集中し、作業に関係のないことは考えないようにします。何か考えや感情が起きたことに気づいたら、それを観察します。できれば、考えや感情を抑制して、目の前のすべきことに意識を向けましょう。

家族と話す時の自己洞察法

　家族と話す時には相手の話をよく聞きます。怒り、イライラなどの感情が起きたらそれを観察して、自分は相手の言葉に反応したのだなと自覚します。相手に激しい言葉を返すことはなるべくひかえて、「注意の分配」（26ページ）の要領で、自分の感情を観察しながら、同時に、相手の話を聞くことにもしっかりと意識を向けます。相手の表情も見ます。気になったことは、相手と離れた後に考えることにして、話をしっかり聞き、誠実に受け答えをしましょう。

◆洞察を深める実践1◆　注意作用の洞察

　自己洞察瞑想療法のもっとも重要な課題です。最初は難しいかもしれませんが、5分から始め、少しずつ洞察する時間を増やしていきましょう。

1―ゆっくり呼吸法か自然の呼吸観察法を行います。あなたは呼吸を意識しながら、同時に目の前のもの（壁、障子、畳など）を見ています。周囲にある音（自動車、人の声、鳥の鳴き声、雨だれなど）を聞いています。病気の症状や身体の反応があるのを感じています。何か考えが浮かぶのがわかります。意識されることは、心の中に入ってきて、心のスクリーンに映ったものとして、すべてを同時に観察しています。

2―呼吸を意識して、それ以外の心に現れるもの（見えるもの、音、症状の感覚、心臓の鼓動の感覚、考え、欲求など）を「呼吸で包んでいるようなつもり」で呼吸法を続けてください。考えだけになると、呼吸法も失われて、さまざまな心理現象を観察しない状態になりますので、考えや連想はストップする努力をしてください。

3―いつのまにか、呼吸法を忘れているかもしれません。考えや症状（気分、痛みなど）、身体の反応などに意識が過度に集中していたり、そのまま眠ってしまったり……。気がついた時には、気をひきしめて、1または2に戻ります。

第2セッション
いつでもできる呼吸法

第2セッションの課題では……

課題A ❋ 起床時刻
―― 毎朝、7時までに起きよう

課題B ❋ 運動・活動
―― 毎日、30分くらいの運動をしよう

課題C ❋ 呼吸法（自己洞察を含む）
―― 呼吸法のなかで自分の心を観察しよう

課題D ❋ 行動時自己洞察
―― 日常生活の行動中に自分の心を観察しよう

課題E ❋ 心理現象に名前をつける
―― 今、心で起きていることに名前をつけよう

課題F ❋ 意図的に注意を移動する
――「注意」の働きを活性化する練習をしよう

課題G ❋ 私独自の問題
―― 自分の問題に気づいたら、それに取り組もう

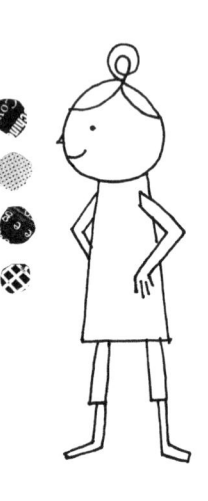

46ページからの課題と実践を行う前に、第2セッションで学ぶポイントを「すべてが『今、ここ、自分の心』」「さまざまな心理現象」「注意作用を自由に使う」「運動や活動の効果」の四つに分けて解説します。ひととおり読んでから課題に取り組みましょう。

ポイント1

すべてが「今、ここ、自分の心」

　私たちは、「今、ここ」に、生きています。さまざまなものを見たり聞いたり考えたり、行動したり……。ですから、「今、ここ」の瞬間さえ、結果的に苦痛を生まない行動をすればいいのです。この、「今」という瞬間はどういうものであるのか、実際に自分の心で観察することが苦悩を解決するカギとなります。

① 過去、未来はなく現在しかない

　人は過去や未来についてよく考えます。その内容が否定的、嫌悪的であると、苦痛の感情が生まれ、「価値崩壊の反応パターン」（12ページ）となり、神経生理学的な反応をもたらして、病気の症状を持続させます。つまり、過去や未来にとらわれると心の病気が治りにくいのです。

　現実には、過去も未来もなく、現在しかないのです。今しかない。これを心底、了解できると、過去にこだわることなく、現在を全力で生きようと決意して、問題解決への行動に専念できます。

② 「ここ」という場所

　今というのは、時間です。今度は、自分の心で「ここ」という場所を洞察しましょう。

　自分が生きている場所がいつも「ここ」です。目の前にものが見えます。音が聞こえます。自分がここにいるからです。

Part 2 自己洞察瞑想療法の実践

　過去の出来事は、今、目の前にありません。そして、それは「ここ」で起きている出来事でもありません。しかし、つらい出来事を思い浮かべる時は、「今、ここ」で思い出しています。「ここ」での心理現象です。さっきまでなかったのに、「今、ここ」の自分のなかに再現されます。感情を伴う思い出ならば、今もまたつらくなることもあるでしょう。
　自分は、いつも自分の心の「ここ」にいます。「自己において、今、ここ」です。以下、この本で「今、ここ」と書いたり「今」と書きますが、すべて「自己において、今、ここ」という意味です。「自己」「今」「ここ」は、一体です。現実の生命は、この三つのどれも欠くことはできません。
　現在進行形で、「今、ここ、自分の心」の観察をしましょう。

◆　洞察を深める実践２　◆「今、ここ、自分の心」の観察
（→51ページ）

ポイント２

さまざまな心理現象

　うつ病になると、自分の心のありのままを知ることができなくなります。そこで、自己の心理現象をよく知り、「価値実現の反応パターン」（14ページ）を習得するためのトレーニングが必要です。訓練を続けることで、やがてトレーニングを卒業して、自然に実行される時期が来るのです。
　ここでは、自分の「今、ここ」で起きている心理現象とは何か、名前をつける（事実を言葉で表現する）ことから始めましょう。名前をつけられないと、問題解決のための方法を論理的に理解することができません。
　心理現象には次のようなものがあります。

1 感覚

外的感覚には見る、聞く、におう、味がする、触感・温感などがあり、内的感覚には痛み、吐き気などがあります。病気の症状は内的感覚が多いです。

2 思考、想起

「思考」は言葉による理解、推論、判断、解釈などの作用です。いつのまにか自覚しないまま長い時間考えていることがあるかもしれません。考えが自動的に続いていく様子から「自動思考」ともいいます。

思考には、価値実現の反応パターンにつながるものと価値崩壊の反応パターンにつながるものがあります。後者の場合、不安、怒り、焦燥、嫌悪、悲しみなどの不快な感情が引き起こされます。ただし、不快な感情は誰にでもあるものなので、すべてが価値崩壊の反応というわけではありません。限度が過ぎて、心の病気になり、他者を苦しめるほどになった時に、価値崩壊的思考となります。

「思考」と似ていて違うものは、「想起」(思い出すこと)です。想起には、言葉によるものと、イメージによるもの(フラッシュバックなど)があります。知識や概念(意味記憶)の想起、過去の出来事によるエピソード記憶の想起などもあります。

3 感情、身体反応、気分、抑うつ気分

過去の出来事が思い出され(想起)、言葉によって反すうしている(思考)と、イライラ、怒り、不安、ゆううつ、悲しみなどの「感情」が引き起こされます。不快なことを見聞きした時にも、こういう感情が起きます。また扁桃体が過敏であると、考えなくても感情が生まれることがあります。

不安や怒りなどの感情が起きると、心臓がドキドキしたり、呼吸が速くなったり、顔や手足がふるえたりします。これは、交感神経が刺激されたことによる「身体反応」です。病気の症状ではなく誰にでも起きる現象です。

不快な出来事が去った後も、数分の間、いやな感じが残ることがあります。「気分」の悪化です。これは、うつ病の症状にある「抑うつ気分」とは違います。抑うつ気分は、直前に感情的な出来事がなくても、重苦しい感じがあるもので、うつ病患者特有のものです。一方、感情に伴う気分の悪化は誰もが経験します。

4 意志作用と衝動的欲求・決意・行動

「欲求」や「決意」、「行動」には、問題や症状を改善する価値実現的なものと、持続し、悪化させる価値崩壊的なものがあります。

たとえつらいことがあっても、自分の願いを崩さず他者も傷つけることなく、建設的な行動を決意して実行するのは「意志作用」です。意志作用とは、他のさまざまな心の作用を観察し、自分の願いを実現するための行動を選択するもので、感覚、思考、感情などよりも深い位置にある統合的な作用です。意志作用のプロセスは、細分化すると、意志的欲求→意志的決意→意志的行動の順序になります。総称して「意志的行為」(価値実現の行為、機能的行為) といいます。

一方、価値崩壊の反応パターンでは、衝動的欲求→衝動的決意→衝動的行動の順序になります。総称して「衝動的行為」(価値崩壊の行為、非機能的行為) といいます。結果的に自分や他者が苦しむことになる行動への欲求が「衝動的欲求」です。実際に決意して、実行するのが「衝動的行動」です。そこには意志作用が十分に働いていません。衝動的行動には、回避、過食、自傷、他者への暴言、暴力などがあります。

以上の心理現象をふまえた上で、「心理現象に名前をつける」実践をしましょう。

> ◆ 洞察を深める実践３ ◆ 心理現象に名前をつける
> (→51ページ)

ポイント3

注意作用を自由に使う

1　注意作用のスキルの向上

　私は「今、ここ」にしか生きることができません。常に今です。その今がつらいからといって、出口のない思考を続けているだけでは症状を悪化させてしまいます。価値崩壊の行動の結果、後悔やさらなる苦痛が待っているでしょう。「今、ここ」の瞬間に価値実現の反応パターンを選択するために、必要な心の使い方の基礎となるのが「注意作用」です。この作用については、すでに第1セッションでふれましたが、ここではさらに深めていきます。

1●注意の分配

「今、ここ」の瞬間に複数のものを同時に意識しているのが注意（意識）の分配です。心の意識面に同時に二つ以上の何か（見えるもの、音、思考、感情、身体反応、欲求、行動など）を映すことです。

> ◆ **洞察を深める実践4-1** ◆ 注意作用を自由に使う
> 　（その1　注意の分配→53ページ）

2●注意の移動（注意の変換）

　不安や怒り、絶望、悲しみなどにまつわる否定的・嫌悪的なことを考え続けると、症状が悪化します。そこで、思考に入らないように抑制するスキルや、思考から別のもの（呼吸や見ることなど）に注意を移動するスキルを自由に駆使できるように練習します。

> ◆ **洞察を深める実践4-2** ◆ 注意作用を自由に使う
> 　（その2　注意の移動→53ページ）

3● 注意の持続

　仕事や勉強などで、一定の時間、注意を目前の大切なことに注ぎ続ける心のスキルも重要です。視線や感情、物音などに振り回されないためです。注意の持続とは、重要でない刺激には反応せず、価値実現のための大切なことに注意を向け続けることができるスキルです。

> ◆ 洞察を深める実践4-3 ◆ 注意作用を自由に使う
> 　（その3　注意の持続→54ページ）

4● 不要思考や反射的反応の抑制

　1注意の分配、2注意の移動、3注意の持続を実践するいずれの場合にも、無用の思考に入らないように注意しながら、しっかりと呼吸法を継続します。突然、何かの刺激（欲求、動悸、不安など）を感じても、家族が音を立てても、中断しません。これは、注意の持続、思考の抑制の訓練となり、突然の刺激のために目的行動を中断しない心のスキルを向上させます。

　想起や思考、連想が止まらない場合、「考えている」「考えが止まらない」などと観察しながら、同時に呼吸法も行います。不快な思考からつらい感情が生まれた時には、それも観察してください。なお、考えることを「悪い」とは判断せずにそのままを観察します。

　思考をストップすることはすぐには成功しないかもしれませんが、トレーニングを続けることで、抑制のスキルも向上します。

5● 注意作用を自由に使う（まとめ、総合）

　これまで、1〜4で、注意のさまざまな作用を分解して、訓練する方法を学んできました。自分の弱い部分を選んで練習したい人は、上記のいずれかの方法で実践しましょう。幅広く注意のスキルを向上させる場合には、「注意作用を自由に使う」（まとめ、総合）を行います。

> ◆ 洞察を深める実践4 ◆ 注意作用を自由に使う
> 　（まとめ、総合→55ページ）

2 「意志作用」活性化のトレーニング

　注意作用、意志作用を活性化する方法はほかにもいくつかあります。その中で「短時間呼吸法」と「ただ見る（聞く）訓練」を実践しましょう。

　短時間呼吸法は、強い感情や発作が起きた時、思考が続く時など、またいつでも思いついた時に練習してみましょう。

- ● 洞察実践6 ● 短時間呼吸法（→48ページ）
- ● 洞察実践7 ● ただ見る訓練（→49ページ）

ポイント4

運動や活動の効果

　運動は、うつ病の改善に効果があるといわれています。アメリカでは心理療法の研究家が、日課として小さな行動をたくさん行うと、うつ病が改善されることを立証して、行動活性化療法を開発しました。次の実践は、それをベースにした「行動活性化手法」です。

　うつ病では前頭前野やセロトニン神経など脳神経の機能が低下しますが、身体を動かすことでそれらの神経が活性化します。うつ病になったら、部屋の中でじっとしていないで、たとえ不愉快な症状によって意欲が低下していても、身体を動かす作業や運動をすることが大切です。日常生活を、自己洞察の訓練の機会にしましょう。

- ● 洞察実践8 ● 行動活性化手法（→50ページ）

Part 2 自己洞察瞑想療法の実践

第2セッションの課題

★ 39ページからの解説をひととおり読んだ上で、実際に今日から一か月の間、次のA〜Gの課題を実践していきましょう。

★ 巻末の「スケジュール表」をコピーして、実践した内容、回数・時間、コメントなどを毎日記録します。「スケジュール表」の課題Eに「心理現象に名前をつける」と記入し、Fに「意図的に注意を移動する」と記入して使用してください。

課題A ✻ 起床時刻

先月と同じです。

課題B ✻ 運動・活動

先月と同じです。●洞察実践8●行動活性化手法を参考に。

課題C ✻ 呼吸法(自己洞察を含む)

呼吸法を行う毎日の目標時間を決めて、1〜3を実践してください。時間は少しずつ増やしていきましょう。実行した時間をスケジュール表に記録し、目標以上なら○、以下なら△、できなかったら×と記入します。

1—◆洞察を深める実践2◆「今、ここ、自分の心」の観察
　呼吸法のなかで、1、2分、すべて「今」しかないことを確認します。
2—◆洞察を深める実践3◆心理現象に名前をつける
　呼吸法を行いながら、心に起きる現象を観察して名前をつけます。
3—◆洞察を深める実践4◆注意作用を自由に使う
　呼吸法を行いながら、注意の分配、移動、持続、思考の解放と抑制などを練習します。

課題D ✻ 行動時自己洞察

毎日10回以上を目標にして、日常生活の行動中に1〜4を実践して

ください。回数は一日を振り返って、おおよその数を記録します。目標を達成したら〇、目標以下なら△、できなかったら×と記入します。

1—●洞察実践4●思考のチェック（→34ページ）

2—◆洞察を深める実践2◆「今、ここ、自分の心」の観察

　日常生活の行動中に、過去の出来事を考えていることに気がついたら、「内容は過去だけど、考えているのは今だ」とすばやく確認し、すぐに、目前の行動に注意を向けます。

3—◆洞察を深める実践3◆心理現象に名前をつける

　歩いている時、食事中、テレビを見ている時、仕事の会議中など、その時にどういう心理現象が起きているかを観察して名前をつけます。

4—◆洞察を深める実践4◆注意作用を自由に使う

　日常生活の行動中にも「注意の移動」を時々行ってください。特に、「今、ここ」に無関係なことを考えていた時、目の前のものを見る、相手の声を聞く、呼吸、手足の動きなどに注意を移動してみます。

課題E✻心理現象に名前をつける

　◆洞察を深める実践3◆心理現象に名前をつけるを、一日1回、行ってください。感情的になった出来事に、感覚、思考、感情、行動（まぎらし、回避、適切な対処行動）などの名前をつけ、どんな出来事かも簡単に記録します。実行したら〇、できなかったら×と記入します。

課題F✻意図的に注意を移動する

　一日1回以上、呼吸法以外の時間に、1または2を行ってください。実行したら〇、できなかったら×と記入します。

1—●洞察実践6●短時間呼吸法

　いつでもどこでも、呼吸に注意を向けます。5秒でもOKです。

2—●洞察実践7●ただ見る訓練

　日常生活の行動中に「ただ見る」「ただ聞く」訓練を実行します。

課題G✻私独自の問題

　先月と同じです。

具体的な実践方法

●洞察実践6● 短時間呼吸法

1——「ゆっくり呼吸法」か、「自然の呼吸観察法」のどちらか好きなほうを選んで行います。強い感情や発作が起きた時には、ゆっくり呼吸法が効果的です。眼は開いたままでも、閉じていてもいいです。
2——今、自分がどういう状況にあるかを観察します。たとえば、起きてふとんの上にいる、歯をみがいている、歩いている、座っている、風呂に入っている、テレビを見ている、運転をしている、電車に乗っている、病院の待合室にいるなど。
3——呼吸に注意を向けます。何か考えていることに気づいたら、「考えた」と自覚して、また呼吸法に戻ります。
4——強い感情や身体反応、病気の症状などが起きている場合、注意がそれに向かっても、「それがある」と自覚して、すぐに呼吸に注意を戻します。不快なものを消そうとするのではなく、呼吸に注意を移動するだけです。1〜4を、30秒〜2分ほど続けます。
5——最後に、目の前のものをしっかりと見ることに注意を向けます。現在の自分の置かれた状況に注意を向けるのです。注意を呼吸の観察から、見る作用、状況を観察する作用へ移動します。

●洞察実践7● ただ見る訓練

1―座って行います。最初のうちは、人が近くを通らない環境で練習しましょう。公園のベンチに座るか、自宅の庭や家具などが見える位置に座ります。

2―目の前に、風景が広がって見えます。庭の植物や室内の家具などが見えます。目に見えるものに注意を向けます。見えているもの、物体の個々のもの（対象、内容）には、言葉での名前はつけません。「花」「チューリップ」「赤い」とか、「壁」「障子」などと言葉にしません。ただ対象を観察するのみです。

3―次に「見る」という作用を自覚しましょう。内容ではなく、働きの自覚です。目の前に見えているもの（映像）を作る、映すという働きが起きています。そういう働きに「見る」という名前をつけます。「見る作用」が起きていると自覚します。

4―2と3のように対象の観察と作用の自覚をします。「包んで映す」実践（33ページ）です。この「ただ見る」訓練を静かな場所で、30秒から数分間、行います。

5―要領がわかったら応用編です。いつでも、目の前にあるものを、1、2分、「ただ見る」実践をしましょう。電車やバスを待っている時などに、風景や人を「ただ見る」のです。自宅で横になって天井を「ただ見る」でもいいでしょう。対象（作られた映像）と作用（映像を作る働き）を別々に観察します。そして対象も作用も自分の心の中にあるということ、見えるものは自分が心に映したものだということを理解します。

6―さらなる応用として、音を「ただ聞く」実践をします。音を心の中に映します（33ページ）。音の強弱は変化しますが、「聞く」という作用はいつも同じです。それを観察しましょう。聞く作用によって音が作られます。音も、音を作る働きも、自分の心の中にあります。

7―最後に、何か不快な症状がある場合、「痛み」「吐き気」「抑うつ」などを感じた時に、「いやだ」とか「つらい」と考えず、「ただ感

じる」実践をしましょう。

※フラッシュバックの起きるＰＴＳＤや非定型うつ病の方は、この「ただ見る」訓練をたくさん実践しましょう。10〜20分の間、呼吸法をしながら、目の前にあるものを「ただ見て」、注意が思考にそれていかないようにします。詳細は第8セッションで扱います。

●洞察実践8● 行動活性化手法

「治るために」という目的を思い浮かべて、自分ができる運動や活動を日課にします。その際に、関係のないことはなるべく考えないようにして、身体の感覚や動きを観察しながら行います。

　運動のほかに、次のような活動があります。できることから始めましょう。

①家族のためになることをする＝家事手伝い、父母の肩もみ、植木の水やり、使った食器を洗うなど。思いつかなければ、「何かしてほしいことはないですか」とたずねましょう。
②身の回りをきれいにする＝本の整理、ゴミのかたづけなど。
③家族にあいさつ＝部屋に閉じこもらないで、あいさつをする。
④外に出かけ、ささやかなコミュニケーションをする＝家族に必要なものをたずねて買い物に行く、図書館などに行く。
⑤公共の場所のゴミ拾いやボランティア活動などに参加する。
⑥本や詩を声に出して読む。
⑦前頭前野が活性化するといわれている指運動、脳トレーニング、写経、絵を描く、手芸、音楽を聴くなどをする。
⑧コーヒーやお茶を自分でいれて飲む（パニック障害の人は避ける）。
⑨リズム運動＝スクワット、体操、散歩などをする。
⑩患者会などに参加する。
⑪地域の保健福祉団体や病院、ＮＰＯなどのデイサービスに参加する。

◆洞察を深める実践2◆
「今、ここ、自分の心」の観察

1―呼吸に意識（注意）を向けます。呼吸が自分の心に現れてきます。鼻や口のところで息が出入りしています。胸のあたりが動いています。
2―目の前のものを見ます。壁、障子、畳、机など、今、目の前にあるのものが見えます。見るというのは「今」です。過去を見ることはできません。何か音が聞こえます。これも「今」です。過去の音を思い出すということはあっても、それは現実の音ではありません。もし、身体の痛みや吐き気などがあれば、それも「今」です。
3―過去の出来事について考えたとしても、思い出して考えているのは、今の瞬間です。過去は今の自分の心の中にあることをしっかり体験しましょう。意識されること（心理現象）は、すべて今の心の働き（心理作用）が作り出したものです。
4―私はさまざまな行動をします。今は「呼吸法をすること」が行動です。
5―私というのは、いつも「今、ここ」に生きています。自分、時間（今）、場所（ここ）が一つです。いつも、今から今へ時が移り、また今が来ます。呼吸法をしながら、「今、ここ」しかないことをしっかり認識しましょう。

◆洞察を深める実践3◆
心理現象に名前をつける

　心の病気を治し、予防するためには、次々と移りゆく「今、ここ」の瞬間において、自分の心理現象のすべてを現在進行形で観察し、自

分や他者を苦しめることのない反応パターンをとる必要があります。特に、わざわざ自分をつらくさせる思考作用を起こしていることを、その瞬間に気づくことが大切です。

　ここでは、意識される心理現象と作用について、次の区別がついて、名前がつけられるようになることが目標です。繰り返し観察してそれぞれの違いや前後関係を知ります。呼吸法のなかで、あるいは、日常生活の行動中に、今何が起きているのか、名前をつける練習をしてみましょう。名前のつけ方は基本的に自由です。

・外的感覚（見る、聞くなど）
・内的感覚（痛み、吐き気、皮膚のかゆみなど）
・想起（病的な想起はフラッシュバック）
・思考（価値崩壊的思考、価値実現的思考）
・感情（イライラ、怒り、嫌悪、不安、恐怖、ゆううつ、悲しみなど）
・気分（日常的気分、感情に伴う気分など）
・身体反応（動悸、過呼吸、ふるえ、鳥肌など）
・症状（病理レベルの感覚、身体症状、精神症状など。意欲がない、睡眠障害、抑うつ症状、鉛様麻痺感など）
・衝動的行為（衝動的欲求、衝動的決意、衝動的行動）
・意志的行為（意志的欲求、意志的決意、意志的行動）

　一日を振り返って、感情的になった出来事について、次の例のように「スケジュール表」のコメント欄に記録しましょう。
〈例1〉遅く起きたら、妻が「遅いね」と言ったので（聞く）、ムッとした（感情）。「そんな言い方をしなくてもいいだろう」と思った（思考）。そして、しばらく口をきかなかった（行動）。その後、時々思い出して（想起）は、腹が立った（感情）。
〈例2〉テレビを見ていたら、幸福そうな人が出ていて（見る）、やがて悲しくなった（感情）。「自分はみじめだ」と考えた（思考）。

◆洞察を深める実践4-1◆
注意作用を自由に使う
（その1　注意の分配）

1―「ゆっくり呼吸法」か「自然の呼吸観察法」（32ページ）のどちらかを行います。呼吸を意識しながら、それ以外の心に現れるもの（見えるもの、音、病気の症状、心臓の鼓動などの感覚、思考、不安や恐怖、イライラなどの感情、欲求など）をすべて同時に観察し続けます。

2―1の訓練を、日常生活のなかで応用します。たとえば、誰かと会話をしている時に、相手の言葉を聞きながら感情が起きたことを観察するのも注意の分配です。

3―もし、不安や恐怖などがあれば、それが起きたのを感じながらも、今、目前の大切なこと（仕事、遊び、会話など）にも注意を分配します。抑うつ症状や身体の痛み、怒り、不満などが激しい場合であっても、それらが起きたのを感じながら、呼吸や見えるもの、音にも注意を分配します。

◆洞察を深める実践4-2◆
注意作用を自由に使う
（その2　注意の移動）

1―呼吸法をしながら、目の前のものを見ることに注意を向けます。次に音を聞きます。それから、においや身体の感覚（温かさ、しびれ、痛みなど）にしばらく注意を向けます。そして、呼吸に注意を戻します。10〜30秒ほどの短時間に、何かを考えてみて、また呼吸に注意を戻すことも試してみます。注意を自由に移動して、心に映したものを観察してみましょう。感情に気づいたら、

それに注意を向けて、また呼吸に戻ります。心に思考だけをずっと映した状態になると、観察すること自体を忘れてしまいます。そうならないように気をつけます。

2―いつのまにか思考だけの状態になるかもしれません。「あ、考えていた」と気がついたら、その思考から離れて、また呼吸や見えるもの、音に注意を戻します。思考から、呼吸や見えるもの、音へ意識的に注意を移動するのです。

◆洗察を深める実践4-3◆
注意作用を自由に使う
（その3　注意の持続）

「注意の分配」や「注意の移動」の練習を、かなり長時間（20～60分くらい）行います。何かほかにすることがあったとしても、すぐに中止しません。身体症状や感情などが起きても、呼吸法をやめません。それらを観察し続けます。やめたくなる衝動が起きても、すぐにやめずに、それが起きたことを観察して、さらに3～5分くらい続けます。

　時には、1、2時間、継続してみましょう。注意のスキルが格段に向上します。長時間継続する時には、30分くらい経過した時点で立ち上がって、2、3分、ゆっくり歩き、また30分くらい座って続けます。気になる音や地震などがあっても、何か想起（思い出し）が起きたとしても、さわがずに呼吸法を続けます。

◆洞察を深める実践４◆
注意作用を自由に使う（まとめ、総合）

1―呼吸法を行いながら、見ること、聞くことにもしっかりと注意を向けます。心の中に、見えるもの、音、呼吸を包み込むように（33ページの洞察実践3「包んで映す」を参照）。

2―時々、見ることに注意を移動します（1分くらい）。次に音を聞くことに注意を移動します（1分くらい）。

3―それから呼吸に注意を向け（1分ほど）、いくつかのことに同時に注意を分配しながら呼吸法に戻ります。このように一つずつ注意を移動していくのです。

4―思考の観察と抑制は常に行いましょう。想起（思い出し）が現れたら、それを観察して、なるべく思考に移っていかないようにします。想起したものがやがて消えるのを観察します。思考が動き始めたら観察して、同時に呼吸も意識していましょう。思考と呼吸の二つを同時に意識する注意の分配です。しばらく思考を観察したら、ストップすることを試してみましょう。呼吸や見えるものに強く注意を向けると思考が止まるかもしれません。止まらなければ、観察し続けます。

5―いつのまにか思考だけになっていて、呼吸や見えるものが意識されていなかったことに気づくかもしれません。呼吸法に戻りましょう。

※呼吸法をしている間は、呼吸がずっと意識されていることが基本です。

Part 2 自己洞察瞑想療法の実践

マインドフルネスでうつが治った！

注：すべての事例において、プライバシー保護のため、状況、発病原因などは趣旨をそこなわない程度に変更しています。改善経過は実際のものです。

● 事例1 ●
薬で改善しなかった中程度のうつ病から順調に回復

Aさん・メランコリー型うつ病（30代女性）

問題の経過
職場の異動で上司とうまくいかなくなり、過労などからうつ病になってしまい、休職。半年ほど薬物療法を受けましたが、症状が改善せず、当研究所を訪れました。

開始時点の症状
抑うつ症状、涙が出る、疲労感、思考判断力の低下、満足感の低下、微熱などがあり、中程度のうつ病でした。

カウンセリングの回数
個人面談4回、グループセッション8回。日記は提出せず、自分で課題を実行しました。支援期間は八か月。

カウンセリング経過
Aさんは個人面談とグループセッションで課題を学習し、自習しました。なるべく、自動思考（41ページ参照）に陥らない

ように気をつけながら、主として呼吸法を毎日30分くらい行いました。

▼

自己洞察瞑想療法を続けて四か月たったころ、抑うつ症状、涙が出る、疲労感、満足感の低下については改善しましたが、思考判断力の低下、微熱は続いていました。

▼

七か月で、微熱も改善し、八か月目、12回目のカウンセリングの時点で、あとは自主的に実行できるとの決意をしたことから、支援は終結しました。

▼

それから半年後に、本人から「完治しました」と報告を受けました。さらに一年ほどたって、Aさんは結婚し、仕事にも復帰。翌年には子どもも生まれました。

▼

Aさんは、メランコリー型のため、非定型うつ病のような拒絶過敏性の反応もなく、呼吸法などの課題を自習することで、順調に回復していきました。薬物療法の効果が得られなくても、自己洞察瞑想療法で改善したケースです。着実に課題を実行することで、薬物療法ではさほど効果がなかった脳領域にもプラスの影響をもたらしたのでしょう。

第3セッション
感情を知る

第3セッションの課題では……

課題A ✳ 起床時刻
── 毎朝、7時までに起きよう

課題B ✳ 運動・活動
── 毎日、30分くらいの運動をしよう

課題C ✳ 呼吸法（自己洞察を含む）
── 呼吸法のなかで症状や欲求を観察しよう

課題D ✳ 行動時自己洞察
── 感情的になった時、自分の反応パターンを観察しよう

課題E ✳ 感情の連鎖を観察
── 感情的になった時、どんな連鎖が起こるか、観察しよう

課題F ✳ 病気の症状に対処する呼吸法
── 病気の症状に対処する呼吸法をやってみよう

課題G ✳ 私独自の問題
── 自分の問題に気づいたら、それに取り組もう

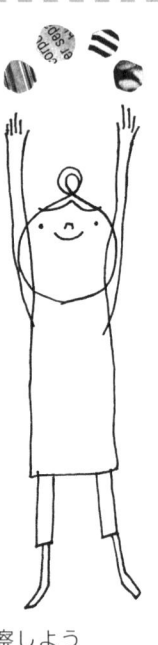

66ページからの課題と実践を行う前に、第3セッションで学ぶポイントを「感情の特徴を知る」「病気の症状と思考・感情の関係」「病気の症状に対処する呼吸法」の三つに分けて解説します。ひととおり読んでから課題に取り組みましょう。

ポイント 1

感情の特徴を知る

1　感情は現在の状況を教えてくれている

　うつ病、不安障害、過食症、さまざまな依存症、家族の不和などには、「感情」が深く関係しています。感情が起きるパターンをよく理解して適切な対処をすることで、症状も軽くなっていきます。

　感情は、油断すると価値実現の反応パターンをおびやかすことがあります。自分の場合は、どのようなきっかけで、思考を始め、感情を起こし、つらいと感じるか。さらに感情的になった時、どのように反応しているか、そのパターンを知ることが大切です。何かの刺激→感情→価値崩壊の行動という連鎖を理解して、改善するためのスキルを身につけるのです。

　感情は、何らかの要因があって起きています。不快な感情が意識された時には、心や身体に何かが起きているのです。場合によっては自分が起こしたことでも、不満に感じているメッセージなのだと考えましょう。感情が起きるのを嫌ってはいけません。感情を無視したり、否定したりしてはいけません。人間は感情が起きるように作られています。感情はセンサーのように警告してくれるので、謙虚に受け止めて、自分と周囲の者が苦しまないような建設的な行動をとっていくことが大切です。

2 感情・身体反応・気分・抑うつ気分

　心の病気の改善や予防のためには、感情や気分、身体反応などについて正しく理解することが大切です。よく観察してそれぞれの特徴を知りましょう。

　感情は自己の心や体の状態が満足か否かを表現しているサインですから、不安、怒り、嫌悪などの感情は不満に結びつくのが自然です。これらは不快な感情です。一方、安心、喜び、楽しい、嬉しい、好きなどは心地よく、満足に感じる快の感情です。

　心の病気や苦悩には、主に不快な感情が関わっています。何かのきっかけで、不快なことを考えたために起きることが多いのです。人との会話中に、怒りが湧いたり、落ち込んだり、というケースでは、先行する思考を変えたり、心の受け止め方を変えることで、感情の起こり方が変化することもあります。しかし、感情は起きてしまった後では、すぐに止めることはできません。不安や緊張は、止めようとするとかえって強まることが多いのです。

　心理的なストレスや思考が先行しなくても、内臓の刺激から起きる感情もあります。非定型うつ病の場合、夕方になると、イライラ、不安、悲しみの感情が起きることがあります。

　また、感情には、さまざまな「身体反応」が伴います。心臓の鼓動が速くなり、顔が紅潮したり青ざめたり、顔の筋肉がこわばり、口が渇き、胃腸が収縮したり、手足の筋肉が緊張したりふるえたりします。

　不快な感情のしばらく後に、いやな感覚が残りますが、それを「気分」といいます。感情は一過性のものが多いのですが、口論や喧嘩の後などの「気分の悪さ」は、相手と別れても、数分間続きます。

　気分には、三つのタイプがあります。

1 ● 日常的気分
　誰でも日常的に感じているもの。気圧の変化や身体の病気（かぜなど）でも変化します。

2 ● 感情に伴う気分
　不快な感情の直後に起きて、感情や身体反応に遅れて感じるように

なるもの。健康な人でも日常的に経験します。不快な感情を起こせば誰でも気分が悪くなるのです。この気分は、しばらくするとおさまります。

3● うつ病の症状としての抑うつ気分

うつ病患者が感じる重苦しい、ひどくゆううつな感じ。これは、思考や感情に関係なく定着した気分の悪さです。メランコリー型の場合、午前中に強く感じることが多く、非定型うつ病では夕方に強くなることもあります。

3　1次的感情、2次的感情、3次的感情

ある出来事をきっかけに、感情が次々と起こることがあります。時間の経過とともに感情が繰り返されていくのです。感情の連鎖には次の三つがあります。

1● 1次的感情

見たり、聞いたり、感じたり、考えたりした途端に感情（怒り、不安など）が起こります。誰かと会話している時やひとりでいる時に急に起きる感情です。

2● 2次的感情

1次的な感情に反応して、自分が何か行動（言葉を発したり、黙り込んだり、不機嫌な顔をしたりなど）をしたことによって、さらに相手からの言葉（怒り、批判などを帯びた）や行動が生まれて、自分の感情がもっと強まったり、別の感情が起きたりします。

3● 3次的感情

1次、2次の出来事が終わった後、数時間後や翌日に、思い出して考えたことで起きる感情です。

ある出来事から感情（1次）が起きた時、その相手の受け止め方に不満がある場合、さらに自分の感情（2次）が高まることがあります。また、一度はおさまっても、何時間かの後に、何かをきっかけに思い出して考えて、不快な感情（3次）を起こします。

2次的な感情の対処がうまくいかないと、対人関係が悪化します。

また3次的な感情を繰り返すと、うつ病や不安障害の症状が悪化しやすくなります。つらさがひどくなったり、建設的な行動ができなかったりして、治りにくいのです。

実際に、感情が起きた場面で「感情の連鎖を観察」してみましょう。

◆ 洞察を深める実践5 ◆ 感情の連鎖を観察
（1次、2次、3次→74ページ）

ポイント2

病気の症状と思考・感情の関係

1　病気になるとつらい感情が起きる

病気の症状を感じると、思考により1次、2次、3次の感情が起こりやすくなります。結果的に次の1～6の反応パターンを繰り返すことによって、症状が持続したり、悪化したりします。症状を嫌悪する思考をすると不快な感情が必ず起きることを理解しましょう。

1 ● 症状を感じる

熱、吐き気、痛み、身体が重い感じ、気分の悪化、頭が回転しない感じ、意欲がないなどの心身の不調を感じます。これらは、病気の症状としての感覚です。

2 ● 症状を嫌悪する思考、感情

長引く病気を否定的にとらえて嫌悪する思考が繰り返されているので、症状を感じるたびに、不快な感情が起きます（1次的感情）。

3 ● 感情が強まり、気分悪化

嫌悪する思考により不快さが増幅されます。これをまた嫌悪する思考が起こり、感情も伴ってつらく感じます（2次的感情）。

4 ● 病気が長引くことで、将来の悲観的な予測

気分が悪くなると、過去の経過や将来の悲観的な予測などを考えがちです。その思考によって、また、不快な感情が起こります（3次的感情）。

5 ● 一時的な欲求から無茶なまぎらし行動、回避行動

克服する方法を知らないと、2次的感情か3次的感情が起きた時に、根本的な解決にならない非機能的な回避行動（寝る、職務を放棄する、目的行動を中止するなど）や、まぎらし行動（過食、依存につながる行動、自傷行為、暴言、暴力、虐待、非行犯罪など）に走ることがあります。

6 ● 他の問題が加わる

1〜5の悪循環が続くと、病気が治りにくく、新しい症状が加わることがあります。うつ病に加えて、過食症、アルコール依存症になるとか、パニック障害に加えて、非定型うつ病になるなどです。

② 病気の症状を観察する

病気の症状がつらいのは事実です。つらいことをつらくないと否定する必要はありません。ただ、つらさだけをみつめて、治療効果のある建設的な行為をしないのは賢明ではないということです。

不快な症状は、病変がある限り必然的に起きるのですから、それを嫌っても、消えることを願っても消えないのです。良くないものとかいやだとかの評価をせずに、起きているそのままを観察してみましょう。呼吸法を続けることで、症状に振り回されず、観察する心のスキルが向上します。違った受け止め方ができるようになり、建設的な選択が可能になります。

③ 病気の症状を自覚して名前をつける

心で起きていることが、感覚、思考、感情、身体反応、気分、病気の症状などと区別でき、「思考」「感情」などと名前をつけられるようになることが大切です。

症状は、精神症状、身体症状、行動の変化（家事ができない、人と会うのを避けるなど）の三つに分類できます。

精神症状についていくつか例を挙げてみましょう。気分が沈んで、ゆううつ（抑うつ気分）になる、泣いたり、泣きたくなったりする、考えがよくまとまらない、何事もたやすくできない、気軽に決心できない、仕事に集中できない、記憶ができない、喜びを感じない、意欲がない、などです。
　「死にたい」「自分は価値がない」というのは特殊な内容の思考ですが、それもうつ病の精神症状の一つです。
　このような症状に意識が向かって、否定的な思考の連鎖に入った時には、「病気による症状（精神症状）を感じている」と自覚して名前をつけて、呼吸法や目前の仕事に注意を向けます。それが症状の悪化を防ぐ最も有効な方法です。

❹　不快な症状が起きる仕組みを理解する

　病気の症状には、持続するものと、急性のものがあります。

1 ● 持続する症状

　抑うつ気分、意欲の低下、鉛様麻痺感、過眠、痛みなど。

2 ● 急に起きる症状、予期せずに突然起きる症状

　パニック発作、拒絶過敏性の出来事、突然起きる鉛様麻痺感、視線が気になる、急に起きる痛み・動悸・過呼吸、フラッシュバックなど。

　このような症状はどうして起きるのか、まず脳神経生理学的な背景を理解しておきましょう。前頭前野の機能低下、交感神経の興奮、ストレスホルモンによる影響などが考えられます。これらを理解することで、不可解であるとか、わけがわからず絶望的であるという思いが軽くなるはずです。症状は、身体や脳神経、ホルモンの変調などの原因があって起きているのだから、それを症状として感じるのは、やむをえないことなのです。
　症状が強く感じられた時に、実際に「まさに今、思考・感情・衝動的欲求の観察」の実践をしましょう。

● 洞察実践9 ● まさに今、思考・感情・衝動的欲求の観察
（→68ページ）

ポイント3

病気の症状に対処する呼吸法

　症状を感じるたびに、これは「あの時に、あんなことをしたのが原因だ」と、過去の出来事にさかのぼるような原因探索はできるかぎりしないようにしましょう。「あのことさえなければ」「あんなことをされたから」「あの人のせいで」「失敗したから」というような、過去の原因探求を長く続けると、またつらくなります。今、身体に何かの変調があるから、この症状が起きるのだと理解することです。過去の出来事や事件、経験、環境などを分析しても、それだけでは症状が軽くはなりません。むしろ、過去の想起によりつらい思い出が引き出されて、さらに不快な感情が起きるだけです。それを観察によって理解し、現在の症状や問題行動が軽くなるように、また、軽くならなくてもそれを受け入れられるような心のスキルを習得していきましょう。
　ここでは、病気の症状から起きる思考、感情に対処するために次の呼吸法を実践します。

● 洞察実践10 ● 病気の症状に対処する呼吸法（→69ページ）

第3セッション

第3セッションの課題

★ 59ページからの解説をひととおり読んだ上で、実際に今日から一か月の間、次のA〜Gの課題を実践していきましょう。

★ 巻末の「スケジュール表」をコピーして、実践した内容、回数・時間、コメントなどを毎日記録します。「スケジュール表」の課題Eに「感情の1次、2次、3次」と記入し、Fに「病気の症状に対処する呼吸法」と記入して使用してください。

課題A ✽ 起床時刻

先月と同じです。

課題B ✽ 運動・活動

先月と同じです。

課題C ✽ 呼吸法（自己洞察を含む）

呼吸法を行う毎日の目標時間を決めて、1〜4を実践してください。

1─今の瞬間、実行すべき価値実現の行動は呼吸法です。見る、聞く、呼吸に意識を向けます。想起（思い出し）が起きても、思考に移らないようにしながら行います。

2─呼吸法の最中に症状を強く感じたり、考えが浮かぶならば、●洞察実践9●まさに今、思考・感情・衝動的欲求の観察を実行します。

3─●洞察実践4●思考のチェック（→34ページ）を行います。

4─呼吸法のなかで、時々、以下のことも実行してください。
　　◆洞察を深める実践2◆「今、ここ、自分の心」の観察（→51ページ）
　　◆洞察を深める実践3◆心理現象に名前をつける（→51ページ）
　　◆洞察を深める実践4◆注意作用を自由に使う（→53ページ）

課題D ✱ 行動時自己洞察

毎日10回以上を目標に設定して、次のことを実践してください。

1―日常生活の行動中に、●洞察実践9●まさに今、思考・感情・衝動的欲求の観察を必ず実行してください。感情的（怒り、イライラ、不安など）になった時、どのように反応しますか。観察して、自分の反応パターンを理解します。

2―日常生活の行動中に、次のことも行ってください。
●洞察実践4●思考のチェック（→34ページ）
◆洞察を深める実践3◆心理現象に名前をつける（→51ページ）
◆洞察を深める実践4◆注意作用を自由に使う（→53ページ）

課題E ✱ 感情の連鎖を観察（1次、2次、3次）

◆洞察を深める実践5◆感情の連鎖を観察の実践です。

感情的になった出来事が起きたら、1次、2次、3次の感情を観察します。実行したら〇で、どんな出来事かも簡単に記録してください。感情的な出来事が起きなければ△、できなかったら×と記入します。

課題F ✱ 病気の症状に対処する呼吸法

●洞察実践10●病気の症状に対処する呼吸法を、一日1回以上、行ってください。その時に感じる病気の症状（気分が悪い、疲労感、睡眠障害など）に注意を向け、呼吸法を行います。実行したら〇、できなかったら×と記入します。

課題G ✱ 私独自の問題

先月と同じです。

具体的な実践方法

●洞察実践9●
まさに今、思考・感情・衝動的欲求の観察

　呼吸法をしながら、あるいは、日常生活の行動中に、症状が強く感じられたり、症状や何か（呼吸法、過去、将来、自分、他者）についての考えが自然に浮かんだりします。そういう時こそ、まさに、自己洞察の機会です。次のように実行してください。

呼吸法のなかでの実践

1 ─ 呼吸法の実行中に、症状を感じたり、想起、思考に気づいたら、「症状」「想起」「思考」などと名前をつけます。感情も起きていることが多いでしょう。それに「感情」と名前をつけ、1次か3次かを観察します。
2 ─ しばらくして、症状が意識されても、考えが浮かんでも、同時に呼吸法が実行されている（吐く、吸う、という意識も失われていない）状態が安定的に続くようであれば、もう名前をつけずに、症状の感覚や考えなどが変化するかどうかを観察します。
3 ─ 想起、思考、感情（怒り、落ち込み、イライラなど）が起きた時には、何かについて考えたためかどうか、直前の心理作用を点検してください。そして、考えや感情が止まったかどうかを確認します。感情はすぐには止まらないでしょうが、そのことも観察しながら、呼吸にも注意を向けます。意志作用を働かせながら、注

意を分配して、観察することに意識を向けましょう。

行動時の実践
●●●

　家庭や職場など、日常生活のなかでも、上記で練習したことを応用して、きっかけ（ない場合も）→（想起）→思考→感情→欲求→行動の一連の反応パターンを観察しましょう。

　感情的（怒り、イライラ、不安など）になった時、これまでは、どのように反応していましたか。たとえば、逃げる、過食する、考えを渦巻かせる、薬を飲む、呼吸法など。これからは、感情が起きた時、「まさに今」を観察して、自分の反応パターンを理解してください。その時、感情の起きる前に、何かきっかけとなる想起や思考があったのか、なかったのか。主なものは「スケジュール表」のコメント欄に記録しましょう。

●洞察実践10●
病気の症状に対処する呼吸法

　病気の症状に注意が向かい、それがきっかけでつらくなっていることに気づいた時、あるいは行動欲求（食べたい、眠りたいなど）が起きた時、次のように実行します。

1 ● 気づき

　まず、不快なこと（症状、考え、感情など）や行動欲求に気づくことが大切です。「気づき」は「覚醒」「自覚」にも近く、心に映したもの、あるいは映し出されたものを意識することです。生活の中でたくさん（はじめは、一日に10〜20回。やがて常時）「気づき」を起こして建設的に対処しましょう。否定的思考に気づき、それを止めるために——。どの段階で気づくかは本人次第です。トレーニングを続けると気づきの回数が多くなります。

a) 症状そのもの（抑うつ症状、痛みなど）に気づいたら、2「観察・自覚」に進みます。
b) 症状そのものの気づきではなくて、症状について考えていた（「いやだ」「いつまで続くのか」「なければいいのに」など）ことに気づいた場合や、つらい感情や気分に気がついた時には、それを観察して「考え」または「感情」「気分」と名前づけします。行動欲求に気づいた場合、「欲求」「欲望」「○○したくなっている」などと名前をつけます。
次に、身体感覚の症状（症状を同時にたくさん感じる場合には、最もつらい感覚の症状）に注意を向けて、2「観察・自覚」に進みます。

2 ● 観察・自覚

今、起きている症状の感覚を、そのまま心に映して観察します。観察時間は自由です。病気の症状は、「どこかに変調があって起きるものだから、やむをえない」と了解して受け入れ、症状をそのまま心に映して観察します。次の要領です。

a) 症状の起きるままを心に映して観察します。身体のどの部分で感じるか、強弱が変化するか、時々消えるか、持続するかなど、症状の様子（対象）を観察します。そして、それらを「感じている作用」が働いていると自覚します。たとえば、鉛様麻痺感（対象）と「感じる作用」というように。
b) 今の瞬間に起きている症状を何かの行動によって変化させようとしません。ただし、5「建設的行動選択」にあるような価値のある建設的な行動は別です。
c) 症状が消えることを願わず、起きることはやむをえないと受け入れます。
d) 症状を嫌う心が起きていることに気づいたら「嫌悪」と名前づけして、また観察に向かいます。
気づいて心に映して観察している時の心理状態は、「現在の症状・感覚」に注意が向かっています。しかも症状・感覚を映している

ので苦悩や思考からは距離があります。また、過去や未来は映していないので、過去のつらい出来事や悲観的な将来というネガティブな思考や感情からも距離があります。意志作用が働いているのです。

3 ● 名前づけ

　症状のなかで最もつらく感じるものを心に映して観察し、それに名前づけをします。たとえば、抑うつ気分、鉛様麻痺感、意欲がない、動悸、呼吸困難、吐き気、フラッシュバックなど、症状の内容を言語化します。そして、それらを対象として、「感じている」作用が働いているので、「（症状を）感じている」とも名前づけします。内容は「症状」「発作」などおおまかな名前でもかまいません。長く考えるのではなく、すばやく名前づけします。その時にできなければ、省略します。内容（対象）と感じる作用との違いも観察します。

4 ● 短時間呼吸法

　短時間呼吸法（48ページ）を始めます。時間の設定は自由ですが、5秒〜1分を目安にしてください。まず、「ゆっくり呼吸法」か「自然の呼吸観察法」を行います。つらい感覚などを心に映しながら、深くゆったりと呼吸を続けます。感覚や症状の変化を願わず、ただ、呼吸法をします。症状を嫌悪する思考や無茶な行動への衝動的欲求などに注意が向かったら、それ（思考、欲求など）を映していると気づき観察して、また呼吸法に戻ります。何度でも、繰り返し呼吸法に戻ります。

5 ● 建設的行動選択

　短時間呼吸法の後、次のいずれかを選択します。

a）一定の時間（10秒〜5分）、自由な意志によりそのまま心に映して症状を観察します。名前づけが的確であることを確認します。時には長い時間観察して、そのままで受容できるスキル向上を試すのもいいでしょう。不安、怒り、フラッシュバックや、パニック

第3セッション

発作など、時間の経過とともにしずまる急性症状はそれがおさまるまで観察してもかまいません。イライラ、痛み、抑うつ気分など、おさまりそうもない慢性症状は、しばらく観察してから、b) ～ e) のいずれかを行います。
b) 呼吸法を続けます。
c) 症状を感じながら、治療効果の期待できる課題（「ただ見る訓練」や運動など）に取り組むことを決意して実行に移します。
d) 症状があっても「治したい」という目的を思い起こして、仕事や趣味、家族のためになることなどの日常的な行動を決意して実行します。選択する行動は、洞察実践8「行動活性化手法」（50ページ）を参考にします。
e) 症状が重いようであれば休息します。ただし、自動思考の連鎖を起こさず、呼吸や感覚の観察などを心がけます。

6 ● 価値・願いの確認

2 ～ 5 ができずに、従来の反応パターン（逃避的な睡眠、逃避行動、破壊行動、自動思考の繰り返しなど）をとりたくなったら、すぐに行動せず、「欲求」「衝動」などと自覚して名前づけをして、次のいずれかを行います。

a) 価値・願いを確認する呼吸法（詳細は第4セッション）
　すぐに衝動的な行動をせずに、自分の「希望」や「価値ある人生」を思い出します。それを実現するために、建設的行動に移ります。

b) 他者の苦を観ずる呼吸法、他者の幸福を願う呼吸法
　呼吸法をしながら、衝動的なことをしたら、悲しむ人を思い出します。あるいは、家族や多くの人が幸福になることを祈ります。無茶なことはやめようという気持ちが出てきたら、建設的行動に移ります。

c) 生かされているいのちを思う
　自分を生かそうとしている偉大なものの存在を思います。衝動的なことはやめようという気持ちが出てきたら、建設的行動に移ります。

日頃から練習

　すぐには上記の1〜6の方法を実行できないかもしれません。一〜三か月間、繰り返し練習します。繰り返し実行すると、症状をきっかけにした否定的思考に気づき、名前づけの回数が多くなります。そして建設的な行動ができるようになると、観察の時間が瞬間的になり、名前づけが省略されて、「気づき」→「行動選択」になります。気づくことなく、「価値崩壊の反応パターン」に陥ることを避けられるようになるはずです。

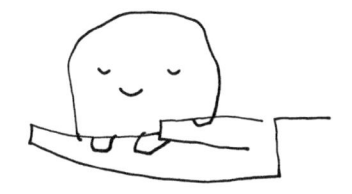

◆洞察を深める実践5◆
感情の連鎖を観察（1次、2次、3次）

　感情的になった時、自分がどんな反応パターンをとっているかを分析しましょう。

　1次的な感情は、状況に的確に反応しており、生物としての基本的な反応であり、正当性のあるものです。

　2次的感情は、評価解釈によって色づけられていて、1次的感情よりも激しい場合が多いようです。そして、その反応はパターン化されやすく、怒りっぽい、不安過敏、拒絶過敏、落ち込みやすいなど、同じように繰り返す傾向があります。

　3次的感情は、過去の出来事を思い出した時、長時間考えたり、将来を悲観したりすることから起こります。これも同じような内容が繰り返されます。

　1次、2次の感情は刺激の発生した現場で起きますが、別の場所で過去の出来事について考えたことで生まれるのは、3次的感情です。そこには、思い出すきっかけとなる感覚、思考、感情が起きている場合もあります。このようにして、想起、思考、感情、身体反応、気分悪化などのステップが続きます。

　うつ病や不安障害を治したり、再発を予防したりするためには、こうした感情の連鎖を洞察して、名前づけをして、価値実現のための行動をとる必要があります。しばらくは、つらい反応パターンが続くかもしれませんが、それを振り返って、「スケジュール表」のコメント欄に記録してください。

　これがよくわかるようになったら、3次的感情を生み出す想起が出た時、気づいて思考に移らないようにしましょう。また、思考が起きたことに気づいたら、その思考を止めて、建設的な行動に意識を向けましょう。

【記入例】
　遅く起きたら、妻が「遅いね」と言ったのでムッとした（1次）。「うるさい」と言ったら、妻が「だから治らないのよ」と言ったので、ひどく怒った（2次）。昼頃に、また思い出して、しばらく考えて「妻は全然わかってくれない」と悲しくなった（3次）。

第3セッション

第4セッション
人生の価値・願い

第4セッションの課題では……

課題A ✳ 起床時刻
—— 毎朝、7時までに起きよう

課題B ✳ 運動・活動
—— 毎日、30分くらいの運動をしよう

課題C ✳ 呼吸法（自己洞察を含む）
—— 呼吸法のなかで自分の心を洞察しよう

課題D ✳ 行動時自己洞察
—— 行動中にも、自分の心を観察しよう

課題E ✳ 朝一番の呼吸法
—— 朝一番の呼吸法を毎朝の習慣にしよう

課題F ✳ 価値・願いを確認する呼吸法
—— 価値・願いを確認する呼吸法をやってみよう

課題G ✳ 私独自の問題
—— 自分の問題に気づいたら、それに取り組もう

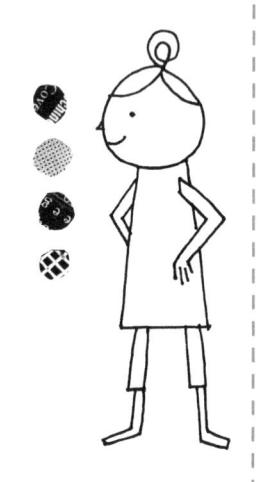

82ページからの課題と実践を行う前に、第4セッションで学ぶポイントを「人生の価値」「価値・願いを確認する呼吸法」「朝一番の呼吸法」「作用と対象、作用間の関係」の四つに分けて解説します。ひととおり読んでから課題に取り組みましょう。

ポイント1

人生の価値

1 価値・願いとは

　うつ病や不安障害、依存症などを心理療法で治すことは、自分や家族にとっても、支援者にとっても簡単なことではありません。自分では治したくても、「意欲が出ない」ために、またつらい感情や衝動に振り回されて、課題に取り組めないのです。

　しかし、問題改善のためには、トレーニングを続けて「価値実現への反応パターン」を身につけていかねばなりません。まず、自分の願い、自分の人生の価値観をしっかりと持つことが大切です。
「価値」とは、自分が病気でなければ実現したい願いです。それは、たとえ病気が完治しなくても、「こういうことができる自分でありたい」「病気や障害があってもこういう人生を送りたい」という希望でもあります。

　さて、あなたの場合は、次の七つの領域で、何を重視しているのでしょうか。複数でもかまいません。
1 〈家族・子育て〉「現在の家庭の平安を保ちたい」「家族と平安に暮らせるようになりたい」「家庭を破壊したくない」「家族の不和を解決したい」「子どもをうまく育てたい」「虐待をしないようにしたい」
2 〈結婚・恋愛〉「現在の結婚生活を続けたい」「結婚したい」「離婚したい」
3 〈対人関係〉「今の友人関係を続けたい」「友人が欲しい」

4〈仕事・家事〉「今の仕事を続けたい」「職場に復帰したい」「仕事に復帰できなくても、家事ができ、買い物に行けるようになりたい」
5〈教育〉「不登校を解消したい」「進学したい」「勉強を続けたい」
6〈趣味・社会活動〉「ひきこもりを解消したい」「社会に出られるようになりたい」「他者の苦悩解決を支援する活動をしたい」「ボランティア活動、社会貢献活動をしたい」
7〈精神面の成長〉「自分をよく知りたい」「自己評価を高めたい」「苦悩解決のために自信をつけたい」「再発しないための自信をつけたい」「生死観を確立したい」「病気（がんなど）がありながらも強く生きていきたい」「自己存在の意味について知りたい」

　こういう現実的な願いを「価値」といいます。個人の人生上の価値です。自分のスキルを考慮した実現可能な願いです。親や他者から押しつけられたものでもありません。他者と比較したり、他者の評価を気にしたりする必要はありません。自分の自由な意志により選択されたものです。
　ここでいう価値とは、今この瞬間からそれに向かう行動が開始されるような、実践をうながすものであり、意志的行動への指針となるものでなければなりません。現在の一瞬一瞬の行動を決意し、実行を開始する目標となるものです。

❷　各領域について価値・願いの確認

　トレーニングの開始からしばし時間が経過しました。自己洞察が進んで何らかの変化を感じられたでしょうか。ここでは、以上の七つの領域について、自分ではどの程度重視しているか、また、現実の満足度はどの程度かを評価します。重要なもの（複数）に、点数をつけてみましょう。「非常に満足」が10点、「非常に不満」が０点です。重要な項目の満足度が低いのであれば、改善対策が必要になります。
　症状や状況は常に変化しますから、価値・願いも変わるかもしれません。今後は、三か月に１回くらい確認しましょう。

ポイント2

価値・願いを確認する呼吸法

　心の病気や問題行動を治すためには、本人の実践が不可欠です。そのためには、意欲、動機が大切になります。自分はどうなりたいのか、夢や希望を常に持ちたいものです。人は、「今、ここ」の一瞬一瞬に、何を考え、どんな行動をするかを選択しています。今、この一瞬が大切なのです。たとえつらい時であっても、願いを思い起こすことで、衝動的な行動が抑止され、改善行動への意欲につながるはずです。

　願いを思い出すという快（心地よい）のイメージは、前頭前野を活性化させます。繰り返し実行すれば、「呼吸法」「快のイメージ」「課題」「治るという希望」「長期的な願い」などが結びつくようになります。「価値・願いを確認する呼吸法」を、毎日実行しましょう。課題Cの呼吸法の前や、朝起きてすぐに、また危機的状況が起きた時に行ってもいいでしょう。

● 洞察実践11 ● 価値・願いを確認する呼吸法（→84ページ）

第4セッション

ポイント3

朝一番の呼吸法

　一日の始まりとなる朝をどう過ごすかはとても重要です。朝に考えたことや行動が、その日一日、影響するかもしれません。ですから、朝一番に、あえて「治したい」という決意を確認して、課題実践への意欲を活性化させましょう。

　朝、目覚めた時に、ただちに願い・価値に向けての前向きな思考と行動がスタートできれば、改善は早いでしょう。朝起きて、すぐに「価値実現への反応パターン」を開始してみるのです。

「朝一番の呼吸法」を毎朝の習慣にしましょう。

● 洞察実践12 ● 朝一番の呼吸法（→85ページ）

ポイント4
作用と対象、作用間の関係

　ここでは、自分の心で起きる心理現象についての理解をさらに深めて、症状や苦悩を悪化させずに、軽くする方法を学びます。はじめは呼吸法のなかで練習して、それを日常生活の行動中にも応用していきます。

1　作用と対象の区別

　私たちの心理現象には、二つの側面があります。自己の作用と対象です。自分の心の中に、さまざまな作用（見る、聞く、考える、痛みなどの感覚、感情、欲求など）とその作用が作り出す対象があると観察します（27ページの図3を参照）。

◆ 洞察を深める実践6 ◆ 作用と対象の観察（→86ページ）

2　連鎖分析

　自己の作用および、作用が作り出す心理現象にはさまざまなものがあります。その前後関係を観察によって理解することが大切です。川の上流に当たるものが起きなければ、後の作用も起きないのです。つまり、なるべく上流の作用を抑制し、途中から別の方向へ変更できればいいということになります。もちろん、治療方針を理解せずに、ただ我慢をするような抑圧ではいけません。改善のためという目的を忘れず、必要なところは抑制できるスキルを身につけていきましょう。

3 連鎖分析
（先行刺激の分析、後続行動の結果推測）の仕方

不快な感情（怒り、不安、嫌悪、悲しみなど）が起きるのは、何かが不満足なのです。どのような場合に感情を起こし、どんな行動をしているか、まずは、自分の反応パターンを観察しましょう。

不快な感情が強く起きたことに気づいたら、その前の刺激が何であったかを観察します。「何かを見た→それについて考えた→怒りが生まれた」という連鎖でしょうか。または「何かを聞いた→イライラした→考え続けた→怒りの感情が強くなった」など、反応パターンを分析します。会話などが進行中のごく短時間（一瞬）に、自分の心理作用の前後関係を分析することを「先行刺激の分析」といいます。

さらに、思考や感情などが起きた後で、次の行動に移りたい欲求や衝動が起きた時、それを実行したら、価値実現か価値崩壊のどちらになるかと推測します。これが「後続行動の結果推測」です。暴言を吐くと、相手から攻撃されることもあり、相手を苦しめるだろうとか、過食すると翌朝、胃の調子が悪くなり、自己嫌悪が起きるだろうと推測します。それはいつものパターンによるつらい結果であり、いずれも価値崩壊の行動です。

はじめに、「先行刺激の分析」と「後続行動の結果推測」を呼吸法をしながらよく訓練します。次に、日常生活のなかでも、つらい結果（価値崩壊）にならない思考、行動を実行できるように実践していきましょう。トレーニングを繰り返すことで、最初はうまくいかなくても、やがて楽にできるようになります。

> ◆ **洞察を深める実践7** ◆ **連鎖分析**
> （先行刺激の分析、後続行動の結果推測→87ページ）

Part 2 自己洞察瞑想療法の実践

第4セッションの課題

★ 77ページからの解説をひととおり読んだ上で、実際に今日から一か月の間、次のA〜Gの課題を実践していきましょう。

★ 巻末の「スケジュール表」をコピーして、実践した内容、回数・時間、コメントなどを毎日記録します。「スケジュール表」の課題Eに「朝一番の呼吸法」と記入し、Fに「価値・願いを確認する呼吸法」と記入して使用してください。

課題A ✱ 起床時刻

先月と同じです。

課題B ✱ 運動・活動

先月と同じです。

課題C ✱ 呼吸法（自己洞察を含む）

呼吸法を行う毎日の目標時間を決めて、1〜5を実践してください。

1—価値・願いの確認
　「治したい」という目的を思い起こして呼吸法を始めます。
2—◆洞察を深める実践6◆作用と対象の観察
　さまざまな心理現象について、作用と対象（内容）を観察します。
3—◆洞察を深める実践7◆連鎖分析（先行刺激の分析、後続行動の結果推測）で、さまざまな心理現象について、先行刺激の分析と後続行動の結果推測をします。
4—●洞察実践4●思考のチェック（→34ページ）を行います。
5—呼吸法のなかで、時々次のことも実行してください。
　　◆洞察を深める実践2◆「今、ここ、自分の心」の観察（→51ページ）
　　◆洞察を深める実践3◆心理現象に名前をつける（→51ページ）
　　◆洞察を深める実践4◆注意作用を自由に使う（→53ページ）
　　●洞察実践9●まさに今、思考・感情・衝動的欲求の観察（→68ページ）

課題D ✽ 行動時自己洞察＝「自己洞察を入れる」

毎日10回以上を目標に設定して、日常生活の行動中に、1〜3を実践してください。「自己洞察を入れる」といいます。

1──◆洞察を深める実践6◆作用と対象の観察

　生活のなかで、あまり激しく動いていない場面（電車の中や病院の待合室、自室など）で、作用と対象を観察します。いつも同じ働きをする「見る」「聞く」「考える」「感じる」などの作用と、常に変化する見えるもの、音、考えの内容、感覚などの対象です。

2──◆洞察を深める実践7◆連鎖分析（先行刺激の分析、後続行動の結果推測）

　日常生活の行動中や対話中に、心理作用の前後関係をすばやく分析します。過去のことを思い出して思考を始めたことに気づいたら、後続結果を推測して、思考を止めることを試してみましょう。

3──次のことは課題になくても、なるべく実行しましょう。

　●洞察実践4●思考のチェック（→34ページ）
　◆洞察を深める実践3◆心理現象に名前をつける（→51ページ）
　◆洞察を深める実践4◆注意作用を自由に使う（→53ページ）
　◆洞察を深める実践5◆感情の連鎖を観察（1次、2次、3次）（→74ページ）

課題E ✽ 朝一番の呼吸法

　●洞察実践12●朝一番の呼吸法を、週のうち4回以上、行ってください。実行したら〇、できなかったら×と記入します。

課題F ✽ 価値・願いを確認する呼吸法

　●洞察実践11●価値・願いを確認する呼吸法を、週のうち3回以上、行ってください。課題Cの呼吸法の前後でもいいでしょう。実行したら〇、できなかったら×と記入します。

課題G ✽ 私独自の問題

　先月と同じです。

Part 2 自己洞察瞑想療法の実践

具体的な実践方法

●洞察実践11●
価値・願いを確認する呼吸法

　自室など静かな環境で、呼吸法を30秒くらい行います。その後、呼吸法を続けながら、次の五つのステップへ進みます。

1●**自分と家族の幸福を祈る**
「私が幸せになりますように。私の悩みが解決しますように」
「家族が幸せになりますように。家族の悩みが解決しますように」
　できるならば「すべての人が幸せになりますように」と祈ります。

2●**こうありたいという幸福な姿、問題を克服していきいきとした自分のイメージを描く**
　働いている自分、おだやかな家庭にいる自分、学校に行っている自分、なりたかった職業についている自分、趣味を楽しんでいる自分、人の支援をしている自分など、重要な願い・価値が実現していきいきとしている姿をイメージします。

3●**「治したい」と唱える**
　2のイメージのようないきいきとした自分になるために、「病気を治したい」または「○○を治したい」と心の中で唱えます。治すのが難しい問題や障害などの場合は、「苦悩に耐える心（受容の心）を成長させたい」と祈ります。

4●**「トレーニングすれば治る」と考える**
　課題の実行は、従来の行動とは異なる試みですから、問題が変化す

るはずです。完治には時間がかかりますが、症状はだんだんと軽くなってきます。軽くならなくても、不快な症状を受容する心が強化されます。

5 ● 課題を実行（＝呼吸法、運動、生活改善）

　課題を実行しなければ1、2は実現しません。4の後、いつもの呼吸法、自己洞察法（10〜30分間）に移ります。または運動や生活改善のための行動を始めます（起きる、ごはんを食べる、仕事、趣味、手伝いなど）。

●洞察実践12●朝一番の呼吸法

1 ● 目が覚めたら起き上がる

　目が覚めたら、気分や症状を探り、「今日も、気分が悪い」とか「今朝も、意欲がない」と思うのが習慣だったかもしれません。あるいは「どうせすることがないから、また眠ろう」と思ったり……。これらは従来の反応パターンです。そうせずに、目が覚めたら、スッと起き上がります。身体の動きや感覚に注意を向けながら、ふとんの上でもいいので、とにかく起き上がります。

2 ● すぐに短時間呼吸法を始める

　起き上がったら、ふとんの上で1分程度、短時間呼吸法（48ページ）を行います。不快な考えが浮かんでも、呼吸に注意を向け続けます。

3 ● 価値・願いを確認する

　呼吸法を行いながら、心の中で「治りたい」「治す」とそれぞれ3回、真剣に唱えます。

4 ● その日の行動に移る

　次のどれかを行います。また眠りに戻ることなく、行動します。

a)「価値・願いを確認する呼吸法」を、20〜30分間、続けます。
b) 立ち上がり、運動を始めます。
c) 立ち上がり、顔を洗う、朝ごはんを食べるなど、いつもの行動を開始します。この行動中にも自己洞察を怠らないようにします。

◆洞察を深める実践6◆
作用と対象の観察

1—呼吸法をしながら、「今、ここ」の現在進行形で「見ること」について観察します。目の前にあるものを見ています。室内ならば、畳、壁、障子など、外では、家、犬、花などが見えます。これは「見られたもの」です。事物の名称を言葉にできます。これらが「対象」です。見る働き（作用）による「対象」です。一方、その見えるものを作り出している働きが「作用」です。この場合の作用とは「見る」ことです。見る作用は、イメージ、映像を作る働きです。心の作用の一つとして「見る」という作用が今、働いていることを意識しましょう。見る作用が壁や障子などを映像として心に映したものが、目前の対象なのだと理解して観察します。対象は無限に変化しますが、見る作用は変化しません。よく観察してください。壁といいましたが、対象はさらに細かい部分に焦点を当てることができます。そこには、汚れやしみ、傷、模様もあるでしょう。それらも対象です。数分の間、見られた「対象」と見る「作用」の違いを観察します。

2—次に、「音」と「聞く」作用について、対象と作用を観察します。車の音、人の声、鳥の鳴き声などは対象です。作用は「聞く」「音を作り出す」ことです。音波を自分が意識できる響きとして作り出しています。「心で作られた音が響いている」、そして「響き（音）を作り出す心の作用が働いている」というふうに観察します。作られた音は次々と変化していきますが、音を作る心の作用は同じです。

3—呼吸法をしながら対象と作用に意識を向けます。音は何に意識を向けるかで移っていき、強弱も変化します。作用は変化しません。ただし、自分の意志で観察に向かわない時には、作用も意識されません。作用を意識するのは意志作用です。

4―次に考える作用と考える内容（対象）を観察します。考える作用（思考作用）は、言葉を回転させて真理を知ろうとする働きです。考える内容は実によく変化します。内容は過去、未来、現在、自分、他者、仕事、病気、災害など千変万化しますが、「考える」という心の作用は同じです。「言葉、考えの内容を作り出す働き（思考作用）が回転している」「思考作用が今は○○の内容を作っているのだ」というふうに観察します。

5―ほかに意識される作用（感覚、感情、欲求など）とその作用が作り出す対象を観察します。

◆洞察を深める実践7◆連鎖分析（先行刺激の分析、後続行動の結果推測）

　呼吸法の最中と日常生活の行動中に、意識された先行する心理現象（作用と対象）と次の心理現象（後続作用と対象）の関係をすばやく分析してください。さらにこの後、こうすれば、こうなるだろうという行動の結果もすばやく推測しましょう。病気や問題を悪化させないための意志作用のトレーニングです。結果的に建設的な行動ができなくても、このステップをふむことが重要です。

呼吸法のなかでの実践

　呼吸法を実行している時に、嫌悪、怒り、イライラ、疑い、不満などの感情や、何かをしたいという欲求が起きたら、自分の心を観察してください。感情や欲求が起こる前に何があったのか、「先行刺激」の分析と、その後、こうしたらこうなるだろうと「結果推測」をします。これを日常生活で応用するために、呼吸法のなかで、真剣に取り組みます。

〈例〉呼吸法をしていたら、やめたくなった。
　→「やめたい、立ち上がりたい」という欲求が起きたと観察する。
　→なぜ、やめたくなったのか、「先行刺激」を分析する。
　→こうして呼吸法の課題ができないと改善が遅れるかもしれないと「結果推測」をする。

行動時の実践

　日常生活の行動中にも、さまざまな心理現象の前後関係を現在進行形ですばやく分析します。

　つらい状況から、いつもの反応パターンをとりたくなるかもしれませんが、「先行刺激」を観察して、「結果推測」をするという余裕を持って、建設的な行動にチャレンジしてみます。その結果、失敗してもいいのです。とにかく挑戦することが大事です。たとえば、過食の傾向があれば、食べたくなってもすぐに食べずに、その欲求を観察して、1分でも我慢する時間を延ばす努力をしてみてください。食べたいという欲求を意識しながら、呼吸法をしたり、身体を動かしたり、散歩に出てみます。これが、すぐに衝動的行動に移らない心のトレーニングなのです。他の問題行動についても同様に、1分でも2分でも延ばす試みから始めてみましょう。

〈例1〉人との会話中に、イライラ、怒り、嫉妬、不満があるのに気づいた。
　→「イライラ」「怒り」「嫉妬」「不満」と名前をつける。
　→その前に何らかの「先行刺激」があったかどうかを分析する。
　→このままだとこの後、どうなるか推測する。
　→価値実現のための対策や行動を実行してみる。

〈例2〉いやな出来事を思い出して「思考」を始めたことに気づいた。
　→このまま思考を続けるとつらくなると推測する。
　→止めることを試してみる。

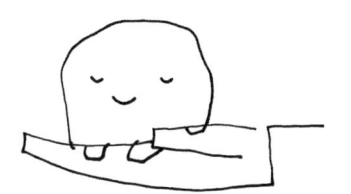

マインドフルネスでうつが治った！

> ● 事例2 ●
> 治療が遅れたうつ病も、毎日の呼吸法の実践で二年で回復

Bさん・メランコリー型うつ病（40代男性）

問題の経過

うつ病の症状を重い病気だと思い込んで悩み、気分の落ち込みが続いたBさんが、通院を始めたのは、さらにひどくなってから一年後でした。うつ病と診断されて、薬物療法を開始し、休職。半年後には症状が軽くなり職場に復帰。しかし、疲労感や微熱などの体調不良は生命に関わる重い病気のせいではないかという悩み（心気症の一種）が続き、半年後、ひどい胸痛におそわれて、また休職。薬物療法を続けても、あまり効果が得られず、半年後に自己洞察瞑想療法を開始しました。発病から五年が経過していました。

開始時点の症状

抑うつ症状、早朝覚醒、疲労感、激しい動悸、微熱など。仕事ができないことから、無価値感があり、自殺念慮も時々起きていました。

カウンセリングの回数

個人面談1回、グループセッション6回。郵便による月1回程度の日記への助言10回。支援期間は通算二年。

カウンセリング経過

　Bさんは、6回のグループセッションに参加した後、郵送での日記のやりとりをしながら自宅で課題を継続しました。呼吸法は一貫して、毎日30分の実践でした。

▼

　4回目のグループセッションで、胸痛と微熱が改善し、6回目には抑うつ症状がほとんどなくなり、意欲が戻ったので、職場復帰を決断しました（最初の一か月は、午前だけの勤務）。職場でつらいことがあっても、短時間呼吸法で乗り越えました。身体症状はうつ病の症状であることが理解でき、重病ではないかと考え込むことも少なくなりました。

▼

　自己洞察瞑想療法を開始して一年後には、本人いわく「以前のように、重い病気だとか、自分が不幸だとか考え込むことはなくなりました」という状態に。一年八か月が経過した頃、減薬を開始し、多少めまいがしたものの、離脱症状についても受容法で乗り越えました。

▼

　約二年が経過した時点で「精神的な症状はまったくなくなり、毎日を明るく過ごせています」という報告があり、支援を終結。

▼

　Bさんは、うつ病をほかの病気と思い込んでいたため、薬物療法を開始しても半信半疑で、つらい思考を繰り返していました。二年という時間はかかりましたが、意志作用を活性化するこの心理療法が効力を発揮し、治癒につながりました。

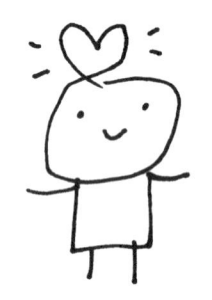

次は第5セッション。
もう少しで折り返し地点です。
無理せずマイペースで
いきましょう。

第5セッション
日常生活を薬に

第5セッションの課題では……

課題A ✼ 起床時刻
── 毎朝、7時までに起きよう

課題B ✼ 運動・活動
── 毎日、30分くらいの運動をしよう

課題C ✼ 呼吸法（自己洞察を含む）
── 呼吸法のなかで自分の心を洞察しよう

課題D ✼ 行動時自己洞察
── 行動中にも、自分の心を観察しよう

課題E ✼ 就寝前の呼吸法
── 就寝前の呼吸法をやってみよう

課題F ✼ 小さな行動（二つ以上）
── 意欲がない時に、意欲観察呼吸法をやってみよう

課題G ✼ 私独自の問題
── 自分の問題に気づいたら、それに取り組もう

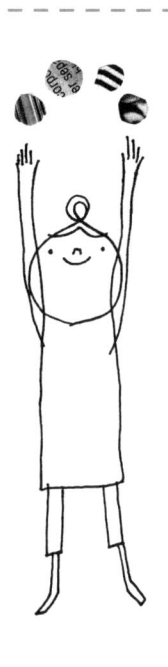

Part 2 自己洞察瞑想療法の実践

102ページからの課題と実践を行う前に、第5セッションで学ぶポイントを「日常生活を薬にする」「心理的反応パターンと脳神経生理学」「意欲がない時」「いつも自己洞察」の四つに分けて解説します。ひととおり読んでから課題に取り組みましょう。

ポイント1

日常生活を薬にする

1 行動・生活の心得

　脳神経生理学のさまざまな研究成果によって、行動を活性化することや運動がうつ病の改善に効果があることがわかってきました。生活そのものが薬となるような生活の仕方により、うつ病や不安障害を治すことができます。次に改善効果のあることを10か条にまとめました。特に、1〜4をしっかりと、毎日実行しましょう。

✳ うつ病・不安障害などの予防・回復のための10か条

1 ● 呼吸法を日課とする
　呼吸法はセロトニン神経、前頭前野などを活性化して症状を軽くします。また、自己洞察を深めることができます。

2 ● 行動中にみだりに思考せず、目前のことに注意を集中する
　移動や仕事、食事、入浴などの時、関係のないことを考えていないか点検します。そして目前のもの（感覚でとらえるもの）に注意を集中します。

3 ● セロトニン神経、前頭前野を活性化する食事
　朝食をきちんと食べます（第1セッション）。

4 ● 早起き・運動の習慣
　セロトニンの分泌サイクルを乱さないように、毎朝決めた時間に起きて、軽い運動、散歩、体操などを日課とします（第1セッション）。

5 ● 家族とのコミュニケーション

前頭前野の活動が不活発になると、人と会いたくなくなります。これを改善するため、少しずつ、コミュニケーションの練習をします。家族と一緒に食事をしながら、相手の目を見て話しましょう。もし、家族間に緊張や不和があれば、和解をするために話し合います。

6 ● 社会との接触を断たずに外出する

気のおけない友人と会う、患者会などの集まりに参加するなど、心理的な負担にならない人との関係を維持しておきます。また、図書館や喫茶店、公園に出かけるなど、なるべく外出の機会を増やします。

7 ● 小さな快感・達成感が得られることを実行する

いつでもできる簡単なこと（手芸、掃除、かたづけ、料理、家事手伝い、園芸、絵を描く、ペットと遊ぶなど）を少しずつ行います（第2セッション）。自分にとって楽しめること、安らげることがいいでしょう。小さな快感の積み重ねが、前頭前野を活性化させます。できたら自分をほめます。

8 ● 不規則な生活をしない

朝起きるのがつらくても、「どうせすることがないから、このまま寝ておこう」と思わずに起きます。起きてしまえばできることが多々あります。意欲がなくても行動すれば前頭前野は活性化します。

9 ● 依存につながる行為や解決にならないまぎらし行動を避ける

眠れなくてもアルコールに手を出さず、次ページの「就寝前の呼吸法」を実行してみます。つらさをまぎらすために、お金や時間を浪費したり、自分を傷つけるような行為（過食、アルコールやゲームへの依存、自傷行為など）をするのはやめましょう。つらいことがあった時に、それらの行為に走りたくなったら、できるかぎり呼吸法を行いながら、そのつらさや衝動への欲求が変化する様子を観察します。

10 ● 夜には頭を使う作業を少なくする

頭を興奮させる行為は、就寝1時間前には終えるようにします。夜遅くまでインターネットやゲームをすると、就寝の時刻を乱すばかりか、神経が興奮して眠りにくくなります。夜のメールや電話も、なるべくひかえます。夕方からはコーヒーや緑茶などカフェインを含む飲

2　就寝前の呼吸法

　就寝前をどう過ごすかは、眠りの質に影響して、翌日の行動にも響きます。横になってから何かを考え始めると、脳が興奮して眠りを妨げます。一日のしめくくりに、「就寝前の呼吸法」を習慣にしましょう。呼吸法を繰り返しているうちに、自然に眠りにつくはずです。

　とはいえ、身体の状況は日々変化します。呼吸法がいつも上手にできるとは限りません。うまくいかない時でも、「だめだ」「今日はうまくいかない」などと批判や評価はせず、横になったまま、ただ、自然の呼吸を観察していましょう。いくら頑張っても眠れるものではありません。眠りを与えてくれる脳の自然な作用にゆだねることが大切です。

● 洞察実践１３ ●　就寝前の呼吸法（→104ページ）

ポイント2

心理的反応パターンと脳神経生理学

　心の病気では脳内で神経生理学的な変調が起きています。病気を治すためにこれを理解するのはとても重要なことです。

　何か人生上の大きな出来事が起きた時、また慢性的なストレスによっても、不快・不満・不安・恐怖などの思考が繰り返されます。そこから、さまざまな連鎖が生じて、病気（うつ病、不安障害、依存症など）や問題行動が発現するのです。ここでは、それらがなかなか改善しない理由について詳しく述べます。

1 二種の連鎖——なぜ病気が悪化するのか

連鎖は意識できるもの（意識上）と、できないもの（意識下）があります。99ページの図4のように、自分が考えたり感情を起こしたりしている時に、意識できないところでも脳の神経生理学的な変化が同時に起きています。

病気や問題行動が発現してから、薬物療法を受けて治る人もいますが、完治しない人もいます。不快な思考が関係する連鎖（非叡智的連鎖）が激しすぎると、薬を服用しても治らない場合があるのです。

また、思考や感情や行動などの意識できる反応パターンと、意識できずに脳内で起きている神経生理学的な変化は相互に影響し合っています。不快な状況から価値崩壊の反応パターンを繰り返すことで、意識できない部分の神経生理学的な変調がさらに悪化し、次第に症状が重症化していきます。

2 心の病気が持続する脳神経生理学モデルと改善方針

次に、非機能的モデルと機能的モデルについてみていきます。少し難しく感じるかもしれませんが、治すための課題と関連していますので、ある程度は理解しましょう。

病気や苦しみが持続するモデルを非機能的モデルといいます。つらい連鎖が身にしみ込んでしまっているために、脳神経生理学的な変化が生じているわけです。それが「神経生理学的フュージョン（連鎖）」です（図4参照）。その連鎖を、心理療法の課題訓練によって、病気や苦しみが改善する機能的モデルに変化させるのですから、簡単にはいきません。課題を繰り返し実行して新しい反応パターンを身につけることで、神経生理学的な変化が生じて機能的モデルが生まれます。そのためには半年から二年くらいのトレーニングが必要なのです。

1 ●非機能的モデル（病気や苦しみが持続するモデル）
a）過使用—機能亢進モデル

非機能的な連鎖を起こしやすい領域を過度に使用することによっ

て、その機能が神経生理学的に亢進しています。たとえばうつ病では、怒り、不安、嫌悪などの部位である扁桃体や、ストレスホルモンを分泌させる副腎皮質が亢進しています。パニック発作を引き起こす部位（中脳水道周囲灰白質ではないかと推測されている）も亢進していると考えられます。非定型うつ病で起きる鉛様麻痺感、不安障害に多い予期不安、フラッシュバックなどに関連する部位も亢進モデルです。

b）不使用—機能低下モデル

機能的な連鎖を起こしやすい領域を使用しないことによって、その機能が神経生理学的に低下しています。たとえばうつ病では、前頭前野の機能が低下しているため、ワーキングメモリ（作業記憶）やコミュニケーション機能、感情制御機能、衝動的行為の抑制機能などの使用頻度も低下しています。

2 ● 機能的モデル（病気や苦しみが改善するモデル）

機能的な連鎖を起こしやすい領域を適切に使用することによって、その機能が神経生理学的に活性化しています。

a）適切使用—活性—興奮モデル

自らまたは次の領域を適度に興奮させることで本来の役割をはたします。たとえば、前頭前野のワーキングメモリ機能、コミュニケーション機能、肯定的な思考作用などを使う機会を増やすことで、機能が適度に持続します。

b）適切使用—活性—抑制モデル

自ら活性化して他の領域を適度に抑制することが本来の役割です。たとえば、前頭前野の感情や衝動的行為の抑制機能など。副腎皮質ホルモンを抑制する海馬の機能は意識下で働いています。

●価値崩壊の反応パターンの場合は…

意識上の連鎖（非叡智的フュージョン）

つらいこと
外的感覚 / 内的感覚 → 想起・思考 → 感情 → 衝動的欲求・行動
また、つらい思考へ

意識下の連鎖（神経生理学的フュージョン）

- 扁桃体の亢進
- 交感神経の〃
- HPA系の〃

- 抑うつ症状
- 鉛様麻痺感
- パニック発作
- の部位亢進

- ストレスホルモンの過剰分泌
- 内臓に変調
- 前頭前野、帯状回などを傷つける

また、つらい思考へ

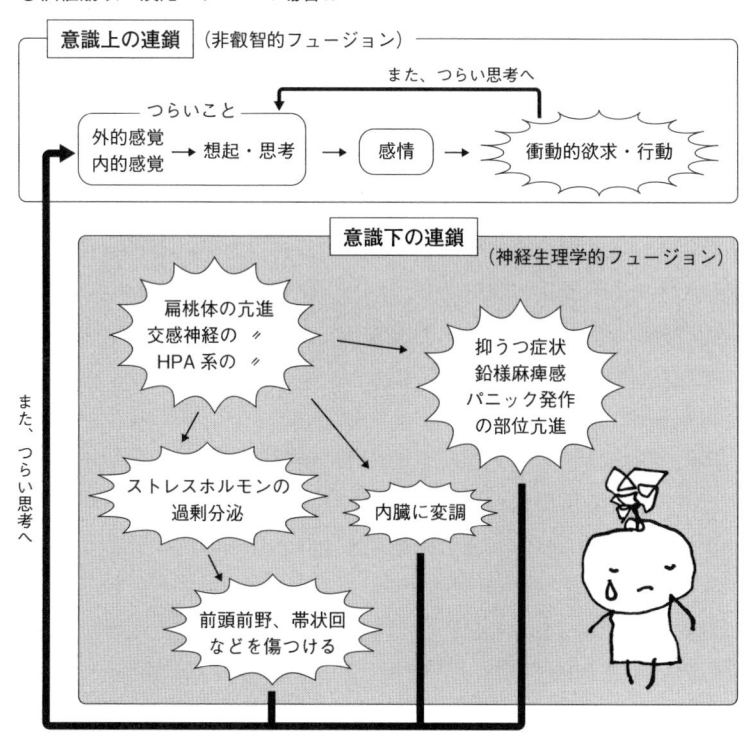

●価値実現の反応パターンの場合は…

意識上の連鎖

つらいこと
外的感覚 / 内的感覚 → 想起・思考 → 感情 → 意志的欲求 → 自由意志による建設的行動

- つらいけれど…
- 衝動的欲求・思考を抑制

意識下の連鎖

亢進は"沈静化"
過剰分泌・変調・傷ついたものは"改善"

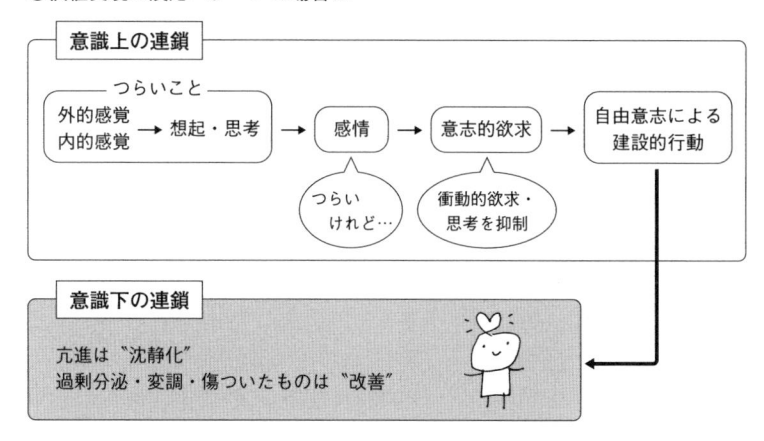

図4　二種の連鎖

ポイント3
意欲がない時

1 意欲がなくても行動する

　意欲がない状態が続くのは、うつ病の症状であり、不安障害でも同様の症状があります。病気でなければ、何日か待てば意欲は回復するものです。しかし、うつ病や不安障害では、前頭前野や帯状回に変調があり、意欲の回路が活性化しにくいため、そのまま待っていても、意欲は戻らないかもしれません。

　意欲がない時でも何か行動をすれば、前頭前野が活性化して意欲の機能が回復する可能性があります。前頭前野のリハビリの原理です。意欲がなくても何かをしましょう。思いつかなければ、第2セッションの「行動活性化手法」（50ページ）を試しましょう。

2 意欲がない時の呼吸法

　朝、目覚めても意欲がない日もあるでしょう。まだ、今の段階では職場に復帰して仕事をする、会社の人と会うなどという意欲は必要ありません。しかし、小さな行動はできるだけ行いましょう。そのことが、小さいながらも意欲を起こしていることになるのです。
「意欲がない時の意欲観察呼吸法」を実行してみるのもいいでしょう。家族から「行動しなさい」と言われるとしゃくにさわってしまいますが、何よりも自分のためです。自発的に行動しましょう。

> ● 洞察実践14 ● 意欲がない時の意欲観察呼吸法
> 　（→105ページ）

ポイント４

いつも自己洞察

　生きていくということは、一瞬一瞬、「今、ここ」で見聞きし行動することです。そのなかで自分の願い、目的を実現するためには、常に自分の心を洞察している必要があります。現在進行形で自分の心の内を観察し、自覚することを「自己洞察を入れる」といいます。

　自己洞察は、熟練すれば一瞬から５秒に満たないごく短時間で入れられます。そのように、一瞬で自覚し、すばやく観察することが目標です。なぜなら、人は常に変化する現前の事実に直面しているからです。次の一瞬に行動し、また次の一瞬には、価値崩壊か価値実現かを突きつけられています。

　ここでは、呼吸法のなかで、そして日常生活のすべての時間にも、何十回も自己洞察を入れるトレーニングをしましょう。

　自己洞察を入れると、意識がつらい対象から自己の洞察に向かうので、その瞬間はつらくなるようなことをしないですむのです。すると、みだりに価値崩壊の反応パターンをとることが少なくなります。

　毎日の生活のなかで「自己洞察を入れる」をたくさん実践しましょう。

> ◆ 洞察を深める実践８ ◆ 自己洞察を入れる（要約法）
> 　（→106ページ）

第５セッション

第5セッションの課題

★ 94ページからの解説をひととおり読んだ上で、実際に今日から一か月の間、次のA〜Gの課題を実践していきましょう。

★ 巻末の「スケジュール表」をコピーして、実践した内容、回数・時間、コメントなどを毎日記録します。「スケジュール表」の課題Eに「就寝前の呼吸法」と記入し、Fに「小さな行動（二つ以上）」と記入して使用してください。

課題A ✽ 起床時刻

先月と同じです。

課題B ✽ 運動・活動

先月と同じです。

課題C ✽ 呼吸法（自己洞察を含む）

呼吸法を行う毎日の目標時間を決めて実践してください。毎日、30分以上できる人は早く回復しています。

呼吸法のなかで、◆洞察を深める実践8◆自己洞察を入れる（要約法）を行います。そのほかに実行したい自己洞察法があれば課題Gでとりあげてください。

課題D ✽ 行動時自己洞察＝「自己洞察を入れる」

日常生活の行動中に、◆洞察を深める実践8◆自己洞察を入れる（要約法）を行ってください。20回以上できたら〇、以下なら△、できなかったら×と記入します。

結果的にうまくできなくても、かまいません。試すことが大切です。

課題E ✻ 就寝前の呼吸法

　毎日、寝る前に、●洞察実践13●就寝前の呼吸法を1～15分くらい行います。実行したら○、できなかったら×と記入します。

課題F ✻ 小さな行動（二つ以上）

　意欲がない時には、●洞察実践14●意欲がない時の意欲観察呼吸法を行います。

　そして、毎日二つ以上の行動を目標に実践します。第2セッションの「行動活性化手法」（→50ページ）を参考にしてください。二つ以上実行したら○、一つなら△、できなかったら×と記入し、実行した内容も記録します。結果的にできなくても、「行動してみよう」「何かできることはないか」とチャレンジすることが大切です。

課題G ✻ 私独自の問題

　先月と同じです。
　また、次のことは必須課題ではありませんが、時々、実行しましょう。

●洞察実践5●感覚・運動傾注法（→34ページ）
●洞察実践6●短時間呼吸法（→48ページ）
●洞察実践7●ただ見る訓練（→49ページ）。応用として「ただ聞く」「ただ痛みを感じる」実践も。
●洞察実践10●病気の症状に対処する呼吸法（→69ページ）
◆洞察を深める実践5◆感情の連鎖を観察（1次、2次、3次）（→74ページ）
●洞察実践11●価値・願いを確認する呼吸法（→84ページ）
●洞察実践12●朝一番の呼吸法（→85ページ）

具体的な実践方法

●洞察実践13● 就寝前の呼吸法

1● ふとん（ベッド）の上に座る

パジャマなどに着替えて、眠るための準備をして部屋の明かりを消します。ふとんの上に座り、かけぶとんをひざの上にかけます。起き上がることが難しい人は、体を横にしたままでもいいでしょう。

2● 短時間呼吸法を始める

そのまま短時間呼吸法（48ページ）を1分くらい行います。不快な考えが浮かんだら、呼吸に注意を向けましょう。

3● 生きられたことに感謝する

今日一日、家族やいろいろな人のお世話になって生きることができました。呼吸法を行いながら「今日一日生きることができて感謝します」と唱えます。

4● 今日のことは手放し、明日の希望を願う

呼吸法を続けながら「もう、眠る時間だ。寝てまでも今日のことを振り返るのはやめよう」と決意します。横になる前に「もう過ぎたことは考えない」という決意をします。どんなにつらいこと、ひどいことがあった一日だとしても、そのことにとらわれずに呼吸に意識がきちんと向けられるまで、1〜20分ほど続けます。

呼吸法を続けながら「明日は治るのに効果があること（または願い実現のための行動）をしよう」「感謝の言葉を伝えよう」と心の中で願います。もしできたら「明日はささやかでも家族（または他者）の喜ぶことをしよう」とも思います。

5 ● 呼吸を観察しながら横になる

　気持ちが落ち着いたら「今日もありがとう」と感謝をして、呼吸を観察しながら横になります。そのまま、自然の呼吸を観察していると、いつのまにか眠ってしまうでしょう。眠れなければ、呼吸の観察を続けるか、起き上がってもう一度、1から始めます。いずれにしても、眠れないことを嫌悪することなく、呼吸の観察など今できることをするだけでいいのです。

●洞察実践14●
意欲がない時の意欲観察呼吸法

1 ● 呼吸に注意を向ける
　息が入って、出ていくのがわかります。常に呼吸が流れています。

2 ● 呼吸の流れを見失わずに「意欲」を観察する
　呼吸法を続けながら意欲について観察します。「起きたくない」「何もしたくない、仕事などできない」「人に会いたくない、外出したくない」など、これが今の自分にとっての意欲の現実だと認識します。否定や嫌悪する必要はありません。

3 ● 原因と対策を検討する
　呼吸法のなかで意欲がないという事実を観察しました。「このまま、五年たってもいいのか」と自分に問いかけましょう。当然、「それでは困る。意欲を起こして、社会復帰したい」「自分も幸福になりたい」「ささやかな夢を実現したい」と思うはずです。それが、自分の価値・願いです。そのためには「治したい」と強く思いましょう。「意欲がないのは病気の症状だ」「意欲はないけれど、治りたいから行動しよう」と決意します。

4 ● 意欲はなくても行動する
　第2セッションの「行動活性化手法」（50ページ）を参考に、何らかの行動をしましょう。それが建設的行動なのです。

第5セッション

◆洞察を深める実践8◆
自己洞察を入れる(要約法)

　呼吸法の時、および日常生活の行動中(目覚めた時、着替え、歯磨き、食事、掃除、歩く、立つ、乗り物に乗る、車の運転、人との会話、仕事や会議、勉強、入浴、休憩、テレビを見る、読書、運動など)に、何度も次のように自己洞察を入れてください。

1―自分の心の点検、自己洞察をするという意志を起こします。
2―今、考えているかどうかの観察をします(第1セッション参照)。考えていることを知りながら思考し続ける場合もあるでしょう。あるいは、頭の中で思考が渦巻くのを知っていても止められないという状況もあります。それらを観察してください。簡単に行う時には、この思考のチェックだけでもいいでしょう。
3―呼吸、見る、聞く、考える、感情(怒り、不安など)、身体反応、症状、衝動的欲求や決意など、心にあるものに意識を向けます。
4―3について、内容(対象)と作用(働き)を観察して、作用に名前づけをします。内容は変化しても、作用はいつも同じですが、心に映らない(意識されない)場合もあるのでそれを観察しましょう(86ページの洞察を深める実践6を参照)。嫌悪などの評価をせず、抑えつけず、逃げることなく、あるがままを観察します。「本音」が起きていないかも観察します(本音については第6セッションで学びます)。
5―今、起きている心理現象の前に、何か先行刺激があったかどうかを観察します。心理現象の連鎖を知り、次回から参考にするためです。また、特定の行動への欲求が起きた時には、それをしたらどうなるか、価値崩壊か実現かを考えて、後続行動の結果を推測します。価値崩壊の反応パターンを繰り返さないためです。
6―仕事や会話、遊びなど、目前の大切なことに意識を向けます。衝

動的欲求に気づき、価値崩壊の行動をとらずに、価値実現のための建設的な行動を選択して実行しましょう（衝動的欲求については第7セッションで学びます）。

もし、目の前の大切なことに戻れなければ、4からの観察を続けます。呼吸に意識を向けてみます。

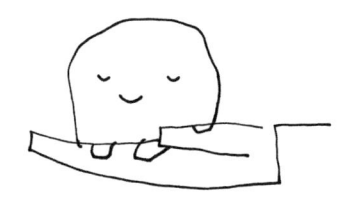

第6セッション
思考の特徴を知る

第6セッションの課題では……

課題A ✻ 起床時刻
── 毎朝、7時までに起きよう

課題B ✻ 運動・活動
── 毎日、30分くらいの運動をしよう

課題C ✻ 呼吸法（自己洞察を含む）
── 呼吸法のなかで思考や本音を観察しよう

課題D ✻ 行動時自己洞察
── 行動中にも、思考や本音を観察しよう

課題E ✻ 特定思考を観察する呼吸法
── 繰り返される特定の思考について観察しよう

課題F ✻ 思考の観察と解放の練習
── 考えることをストップすることを試してみよう

課題G ✻ 私独自の問題
── 自分の問題に気づいたら、それに取り組もう

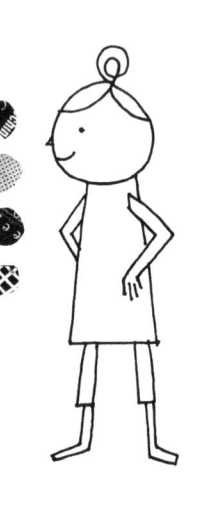

116ページからの課題と実践を行う前に、第6セッションで学ぶポイントを「思考の特徴を観察する」「見えにくい心・本音」「思考と感情の相互影響」「思考の観察と中断」の四つに分けて解説します。ひととおり読んでから課題に取り組みましょう。

ポイント 1

思考の特徴を観察する

　問題行動や病気の症状改善のためには、思考が重要な役割を担っています。それらを悪化させるのは、「価値崩壊の思考」であり、改善するのは「価値実現の思考」です。ここでは、思考についての実態を詳しくみていきましょう。

1　思考の作用と対象

　思考には作用（働き）と対象（内容）があります。思考の作用とは、言葉によって、理解する、推論する、予想する、問題を解決する、概念を形成するなどの機能です。「考える」という作用はいつも同じですが、その対象は、無限に変化します。自分のこと、他者のこと、仕事や勉強のこと、趣味のことなどさまざまです。

2　思考内容の分類

1 ● 感情との関係からの分類

　感情を生むかどうかで思考内容を「不快」「快」「中立」の三つに分類します。
「不快な思考」は、不快な感情（不安、恐怖、怒り、不満、嫌悪、後悔、悲しみなど）を生み、「快の思考」は、快の感情（楽しい、嬉しい、喜び、誇らしいなど）を生むものです。「中立の思考」は、感情自体を生まないものです。

2 ● 想起と思考

　心の病気の予防・治療のためには、想起と思考を区別して観察することが大切です。想起とは、過去の出来事や記憶した知識を思い出すことです。この想起をきっかけとして、思考や判断に移っていくことが多いのです。想起と思考（そして感情も）がないまぜになって並行して続いていきます。想起の内容が嫌悪的なものであれば、不快な思考、感情が起こりやすくなります。

3 ● 起こり方からの分類

　自発的、自主的に（意志的に）思考しているかどうかで、「随意思考」「自動思考」「侵入的想起・思考」の三つに区分します。
「随意思考」は、仕事をする時や、会話中に話す内容を考えるなど、目的があって意識的に考えるものです。これは価値実現の思考です。
「自動思考」は、明確な目的がなく、自覚せずに思考している状態です。また、意識していても止めることができない場合もこれに当たります。
「侵入的想起・思考」は、突然、過去の非常に不快な体験が思い出され（想起）、不快な思考・情景が押し寄せるフラッシュバックのことです。不安、恐怖、嫌悪などの不快な感情を伴うことが多く、それがさらなる思考につながるため、つらいのです。ＰＴＳＤなどのトラウマに悩む障害や非定型うつ病などでよく起こるものです。

4 ● 時期からの分類

　思考内容が過去か、未来か、現在か、または時期に無関係なものかで四つに区分します。ただし、内容は過去や未来でも、思考作用はすべて現在に起きています。
「過去思考」は、過去の自分・体験・環境などについて言葉で考え、イメージするものです。
「未来思考」は、まだ起きていない未来のことを言葉で考え、イメージするものです。たとえば、予期不安・期待、将来の希望または絶望などがあります。
「現在思考」は、現在の自分・環境・状況について考えるものです。

「時期無関係思考」は、学習、仕事、遊びなどに直接関連する思考で、時期が問題ではないものです。

以上をふまえて、実際に自分の思考の対象（内容）とそれを作り出す作用を観察するトレーニングをしましょう。「直近の過去に執着しない」実践では、思考を抑制して、症状を改善するための意志作用の使い方を習得します。

> ◆ 洞察を深める実践９ ◆ 直近の過去に執着しない
> （→123ページ）

ポイント２

見えにくい心・本音

これまで、さまざまな心理作用や対象、意志作用をよく知らないことについて、学習してきました。

うつ病や不安障害で悩んでいる人が気づきにくい心として、もう一つ、「本音」というものがあります。本音の通常の意味は、本心から出た言葉で、「本音が出る」とか「本音を吐く」というふうに使われます。本人が気づいていて言葉に出されたものです。しかし、この心理療法で扱う「本音」とは、言葉で他人に向かって表現されたものばかりではなく、心にあって、自分で気づいているものも、明確に自覚されていないものも含みます。

心理作用を起こす、まさにその時に、現在進行形で対象を色眼鏡やフィルターのように覆ってしまう、主観的、独断的、自己中心的な評価や基準を「本音」といいます。たとえば、多くの人を見ても何も感じないのに、特定の人を見る時だけ、嫌悪という色眼鏡をかけて見るようなことです。その人と楽しそうに会話していますが、実は背後で嫌悪の本音が動いています。

第６セッション

本音には、嫌悪系、執着系、行動基準・善悪判断基準系などがあります。表１「本音の一覧」の通りです。
「本音」には、前述のように、自分で気づいていないものがあります。たとえ本人が気づいていなくても自分を苦しめるのです。ただ、本音は誰にでもあるものなので、自覚していればすべてが悪いわけではありません。本音を自覚して、自分や周囲の人を苦しめないような態度、行動をとることが大切です。心の病気を治すために、普段の生活のなかで、本音が動いていないかどうか自覚するトレーニングをしましょう。

◆ 洞察を深める実践10 ◆ 呼吸法のなかで本音に気づく
　（→124ページ）
◆ 洞察を深める実践11 ◆ 行動中の本音に気づく
　（→125ページ）

ポイント３

思考と感情の相互影響

１　感情・気分は行動に影響

自分にとって不都合なことを考えると、それにともなって不快な感情・気分が起こります。ただし、感情は先行する思考がなくても起きることがあります。そして不快な感情は行動にも影響します。その行動が不満なものであれば、さらに不快な内容の思考につながります。「思考→感情・気分→行動→さらにまた思考→感情→行動」の連鎖です。

実際に、感情が行動にどのように影響しているのか、「思考と感情の相互影響の観察」をしてみましょう。

表1 本音の一覧

	本音の意味	例
① 嫌悪系	★必然の結果を嫌悪して見たり聞いたり考えたりする。嫌悪系の本音と、回避や一時的な快感を求める執着系の本音が同時に働くことがある。実行すべき目的行動を嫌悪すると実行できずに、束の間の快楽を得る行動に走る。	嫌悪、不満、憤怒、うらみ、増悪、嫉妬（他人の幸福、優れた点を嫌悪）、劣等感（自己嫌悪）、否定、攻撃心、批判、拒絶過敏（自己批判、拒絶を嫌悪）、絶望、不安、予期不安など。
② 執着系	★快楽を求めて、自己や他者の価値を崩壊させるものに飛びつき、過度に重視する。見たり、聞いたりする場面と、行動を選択する場面でも働く。安楽を得ても結果的に自己や他者の価値ある生活を阻害する。	過度の重視の例＝利益、もの、技術、ノウハウ、学歴、プライド、見栄、外聞、メンツ、名誉、傷つかないことなど。 執着の変形した本音として、逃避、回避、依存、怠け、甘え、一時的な苦痛を軽減する欲求（根本的な解決ではなく、苦痛をある手段で短期的に軽減したい欲求。過食、飲酒、自傷、暴力、器物破壊、強迫、異性交遊など）。
③ 不知系 無知系	★自己の作用、自己自身についての知識がないこと、知らないこと。また、治療法や治療者に対する不知、不想起（失念）、不実行。行動基準系の本音にも影響する。	さまざまな作用と対象、対象として思考された自己と自覚的自己、意志作用、神経生理学的影響などを知らない。
④ 不信・慢心系	★確かな治療法、支援者をよく知らずに不信や慢心を持つ。うぬぼれ、自慢、過信なども含まれる。これがあると学習できない。真剣にならずに病気を持続させる。	自分の持つ潜在的な能力や治る力があることを信じない。治療法や支援者を信じない。自分の苦悩を他者が解決できるはずがないと思う。
⑤ 行動基準・善悪判断基準系	★広い世界の立場からでなく単に自己の独断を含んだ、自己や他者に対する命令、助言、指示、行動規範、ルールなどの行動基準と善悪の価値基準。嫌悪系、執着系などの本音が複合して、今の瞬間における行動規範または善悪の基準になっている。 (A)行動基準（行動の指示、指針、ルール） a）他者から自己に向けられていると思っている行動基準 b）自己から他者への行動基準 c）自己から自己への行動基準 (B)善悪判断基準 ある直接経験や行動を善悪とする判断基準。	(A)行動基準の例 a）「口答えしてはならない」「自分の感情を表現してはならない」 b）「自分の言ったことを断わられるのはよくない」「自分を不愉快にさせるのは相手が悪い」 c）「支援を求めるのは外聞が悪い」「不安が起きるようなことはしないほうがいい」「意欲がない時には何もしないほうがいい」 (B)善悪判断基準の例 「親がすることをつらいと感じるのは悪である」「不安が起きることは悪い」「人前であがることは悪いこと」「感情や身体反応が起きるのは（当然であるのに）悪いことである」

◆ 洞察を深める実践12 ◆ 思考と感情の相互影響の観察
（→126ページ）

2　思考とどう関わるか

自己洞察瞑想療法では、不快な感情を生む思考に対して次のような二つの対処方法があります。

1 ● 思考一般への態度を変える

思考内容はその作用が作り出した産物にすぎないと軽くみて、それに反論をするよりも、建設的なことをすべく、思考内容を棚上げしておきます。ですが、特定の思考が繰り返される背景には「本音」が影響していることが多いので、本音についての理解と観察も重要です。

2 ● 建設的な智慧、抑制力により思考を解放する

うつ病の人は一般的に考えが止められないという傾向があります。自分の意志で考えることを止めるスキルを習得します。今の瞬間の価値実現のために、意志作用の一つである不要な思考を抑制する力を向上させるのです。

さらに、別の方法があります。そもそも、自分とは何かを深く探求して、別の見方をする智慧を開発するトレーニング（第9セッション参照）や自分は環境を変える存在であるという智慧を獲得するトレーニング（第7セッション参照）です。これらは後に学習します。

ポイント4

思考の観察と中断

1　思考を中断するスキルも訓練できる

思考は元来、自由な意志によるものですから、いつでも開始、中断

できるものです。最初は難しいかもしれませんが、トレーニングによって、無用な思考を抑制、中断することができるようになります。また、思考内容が自分自身の存在に関する場合、正しく自分をとらえているわけではありません。自己存在そのものを否定するような考えはすぐに中断できるように練習していきましょう。

「思考の観察と解放の練習」を、呼吸法の時や、日常生活の行動中にも時々実行してください。

● 洞察実践15 ● 思考の観察と解放の練習（→118ページ）

2　特定思考を観察する呼吸法

同じような思考を繰り返すことで症状が悪化します。一度深く分析してみることが必要です。繰り返される思考の背後にある「本音」を自覚し、そのまま続けることは自分を傷つけるだけだと、早い段階で気づいて止めることを試すのです。「特定思考を観察する呼吸法」を実践しましょう。特定思考が自己存在に関わるものであるならば、「考えられた自己は真の自己ではない」も実践してください。もし、ＰＴＳＤなどで、これを実行することがつらい場合には無理をせず、第7セッションで不快事象の受容のトレーニングをした後に行いましょう。

● 洞察実践16 ● 特定思考を観察する呼吸法
　（→119ページ）
● 洞察実践17 ● 考えられた自己は真の自己ではない
　（→121ページ）

Part 2 自己洞察瞑想療法の実践

第6セッションの課題

★ 109ページからの解説をひととおり読んだ上で、実際に今日から一か月の間、次のA〜Gの課題を実践していきましょう。

★ 巻末の「スケジュール表」をコピーして、実践した内容、回数・時間、コメントなどを毎日記録します。「スケジュール表」の課題Eに「特定思考を観察する呼吸法」と記入し、Fに「思考の観察と解放の練習」と記入して使用してください。

課題A ❋ 起床時刻

先月と同じです。

課題B ❋ 運動・活動

先月と同じです。

課題C ❋ 呼吸法（自己洞察を含む）

呼吸法を行う毎日の目標時間を決めて、1〜3を実践してください。

1— 呼吸法のなかで、◆洞察を深める実践8◆自己洞察を入れる（要約法）（→106ページ）を行います。

2— ◆洞察を深める実践10◆呼吸法のなかで本音に気づく
　　呼吸法をしながら本音を洞察します。

3— ●洞察実践15●思考の観察と解放の練習
　　呼吸法をしながら、何か考え（思考）が出てくるのを待ちます。
　　思考が出てきたら、呼吸に意識を向け、思考を止める練習をします。

課題D ❋ 行動時自己洞察＝「自己洞察を入れる」

日常生活の行動中に、1〜4を実践してください。20回以上実践したら〇、少しできたら△、できなかったら×と記入します。

1— 基本的に、◆洞察を深める実践8◆自己洞察を入れる（要約法）（→106ページ）を実行します。

2─◆洞察を深める実践11◆行動中の本音に気づく
「本音」は日常生活のなかで、しばしば考えや行動をリードしているはずです。早い段階で気づいて、すばやく名前（嫌悪、怒り、不安、回避欲求など）をつけ、できれば、それに伴う行動をストップさせましょう。自分では気がついていない隠れた本音もあります。

3─◆洞察を深める実践9◆直近の過去に執着しない
　直近の過去の言葉や行動、失敗したことを振り返り、そのことばかりを考えていると、目の前のことが中断してしまいます。過去に執着せず、過ぎゆくものをさらさらと流して、今の瞬間を全力で生きるような心でいましょう。なるべく、いつも、これを実行してください。

4─◆洞察を深める実践12◆思考と感情の相互影響の観察
　つらくなったり感情的になったり、以前の行動を繰り返すなどのまさにその時、思考、感情、行動が影響し合っていることに気づきます。

課題Ｅ✳︎ 特定思考を観察する呼吸法

　●洞察実践16●で、繰り返し出てきてつらいと感じる考えを三つ挙げて、それにニックネームをつけます。毎日、一つずつ、よく出てくる考えをわざわざ思い起こして、本音の観察、結果推測、願いの想起、価値実現行動などのトレーニングをしましょう。

　思考内容が自己存在に関する場合、●洞察実践17●考えられた自己は真の自己ではないも行い、その思考に気づいたら、すぐに中断しましょう。実行したら〇、できなかったら×と記入します。

課題Ｆ✳︎ 思考の観察と解放の練習

　●洞察実践15●で呼吸法以外の時間に、毎日１回、わざわざ直前の食事についての思考を始めて、それをストップし、価値実現のこと（呼吸、仕事、目前のこと）に意識を向けるトレーニングを行います。実行したら〇、できなかったら×と記入します。

課題Ｇ✳︎ 私独自の問題

　先月と同じです。

Part 2 自己洞察瞑想療法の実践

具体的な実践方法

●洞察実践15● 思考の観察と解放の練習

　毎日1回、わざわざ、思考作用を起こして、それを手放す（止める、注意を他のものに転じる）トレーニングをします。

1 ― 呼吸法を1分くらい行います。
2 ― 呼吸法を続けながら、食事をした時の様子をイメージします。
3 ― 呼吸（または、目前の見えるもの）に強く意識を向けて、食事のイメージを中断してみます。イメージは消えましたか。
4 ― 次に2を詳細に思い出します。何を食べましたか。食材は？　味はどうでしたか。
5 ― また、呼吸（または、目前の見えるもの）に意識を向けます。4で考えたものは消えましたか。あるがままを観察してください。
6 ― 思考を止めることを試します。呼吸や目前の見えるもの、聞こえる音に意識を向けます。
7 ― 最後にまた、呼吸に意識を強く向けます。呼吸法を1分から数分間行います。
8 ― さらに、呼吸法を続けながら思考の解放の訓練をします。呼吸法をしながら、何か考えが出てくるのを待ちます。これは食事のことではなく何でもかまいません。思考が出てくるのを待ちかまえます。つまり、油断していて考えに入っていくというのではありません。思考が出てきたら、呼吸に意識を向けます。思考が消えるかどうかを観察します。その後、呼吸法に戻ります。

●洞察実践16●
特定思考を観察する呼吸法

1●繰り返される思考を列挙

繰り返し出てきてつらくなる考え（特定思考）を三つ挙げてください。次ページの表2「特定思考の例」を参考に、ニックネーム（名前）をつけます。思考内容が自己存在に関する場合、洞察実践17「考えられた自己は真の自己ではない」も実践してください。

2●一つの特定思考をわざわざ考える

呼吸法を1分くらいした後で、特定思考の一つについて考えます。思考が出てきたら、「○○（ニックネーム）が出た」と確認します。そして、思考内容と思考作用（働き）に意識を向けて違いを観察します。内容は常に変化しますが、作用は変化しません。感情が起きているかどうかについても観察します。

思考内容が自己存在に関する場合、自己嫌悪、無価値感、希死念慮・自殺念慮などが特定思考になります。同様に、思考を始めて名前をつけ、内容と作用について観察します。

3●本音の探求

特定思考の背後では、本音が動いているはずです。たとえば、「治らないだろう」という思考の背後に働く本音として、疑い、無知、怠慢、回避、嫌悪、執着などがあるかもしれません。それを観察してください。この探求によって、考えが出なくなったり、出たとしてもすぐ流すことができるようになるかもしれません。

思考内容が自己存在に関する場合には、嫌悪、不信などの本音がないか探求します。この場合の根本的な本音は、自己存在についての「無知」です。生命、自己存在についての無知のために、考えだけで描いた表面的な自己像を嫌悪し、批判しているのです。もし本音がわからなければ、しばらくの間、飛ばしてもかまいません。半年から一年ほどトレーニングを続けていくとわかる時が来るでしょう。

4●思考の結果推測

呼吸法をしながら、思考することで起きる結果について推測します。

第6セッション

表2 特定思考（繰り返される思考）の例　（　）はニックネーム

1　怒り系の思考

①自己［または他者］の全体ではないもの、つまり、ある特徴、部分的なことへの怒りや不満の思考
- 「どうしたらいいかわからない」（方法の無知）
- 「就職できないことがつらい」（不就労への嫌悪）
- 「もうだめだ」「何をしたってだめ」（絶望、自己不信）
- 「私のせいだ」「私が悪い」（自己批判、自責）
- 「あの人のせいだ」「あの人が悪い」（他者批判、他責）
- 「あの人が憎い」（他者増悪）
- 「あれが怖い。あれが起きる！」（予期）
- 「絶対、あの人が間違っている」（他者否定）
- 「こんなことができないなんて、だめだ」（自己否定）
- 「こんな家庭が悪い」「こんな職場が悪い」（環境嫌悪、環境批判）
- 「復帰できない」「将来がない」「治らない」（未来否定、予期、絶望）

②自己［または他者］の存在に関する否定的な思考
- 「こんな自分はいやだ。自分はだめだ」（自己嫌悪）
- 「私は価値がない」（自己の無価値感）
- 「死にたい」「死ぬしかない」「○○のようにして死のうか」（希死念慮、自殺念慮、ニックネームは"あれ"でもよい）

2　執着系の思考

- 「行けば悪いことが起きる。行きたくない」「発作が起きる。動きたくない」（回避欲求）
- 「人に相談できない。会いたくない」（回避欲求、コミュニケーション回避）
- 「治療をやめたい」「人に知られたくない」（回避欲求、外聞）
- 「愛されたい」「かまってもらいたい」（支援欲求、愛情欲求）
- 「見たくない」「話したくない」「話題にしたくない」「何もしたくない」（回避欲求、または、抑圧欲求）
- 「発作が起こると怖いので外出しないほうがいい」「見ないほうがいい」「避けたほうがいい」（回避、乗物恐怖）

3　行動基準系の思考

- 「こうすべきだ」「あれをしてはいけない」（自己や他者に対する命令、助言、指示、行動基準）
- 「どうしてもこうでなければいけない」（行動基準）
- 意欲がない時は行動しなくていい（行動基準）
- うつ病は休息と薬物療法だけで治る（行動基準）
- 不安が起きるような機会は避けるにかぎる（行動基準）

（注）本音は背後にあって「今、ここ」における思考や行動に影響する瞬間的なものですが、特定思考は、しばらくの時間（数分から数時間）継続するまとまった思考内容です。その特定の内容を考える時に、さまざまな本音が影響します。たとえば「治らないな。死ぬしかないのかな。どうしようもない。死にたい、死ぬしかない」としばらく考え続けるなら、これは「希死念慮」の特定思考ですが、その一連の思考の間に、さまざまな本音が働くことがあるのです。その際の本音には、嫌悪、不安、依存、回避、行動基準、自責、他責、何かの執着などがありそうです。

「出口のない思考をいつまでも考え続けることに価値はない」「こんなことを考えているとつらくなるだけ」「解決策のないことを考えても害になるだけ」などが挙げられるでしょう。

思考内容が自己存在に関する場合、考えるとつらくなるだけのはずです。

5 ● 願いを思い出す

願い・こうなりたいという希望（自分の人生の価値）を思い出します。「治りたい」「復帰したい」「○○になりたい」「就職したい」「自分を知りたい」など。

6 ● 価値実現のための行動を模索

「願いのためには、効果のあることをしよう」と考えます（第4セッション参照）。

7 ● 心の状態を観察

この時点で、つらい考えはどうなったかを観察します。消えましたか、まだありますか。

8 ● 呼吸法または行動へ

この後、呼吸法を10～20分間続けるか、仕事や運動など効果が期待できる行動に移ります。

1～8を何度か実行すると、特定思考を考え続けることは無用であることがよくわかるはずです。たとえ出てきてももう長くは考えず、すぐにやめたくなるでしょう。別の特定思考についても同様に行います。

● 洞察実践17 ●
考えられた自己は真の自己ではない

自分そのもの、自分の存在全体について嫌悪、否定する思考があります。たとえば、次のような思考です。

a)「こんな自分はいやだ」（自己嫌悪）
b)「私は価値がない」（自己の無価値感）

c)「私はだめ人間だ」「私はつまらない人間だ」(低い自己評価)
d)「こんな自分は消えるしかない」「自分は死ぬしかない」(希死念慮、自殺念慮)

　このような自己存在そのものに関する否定的、嫌悪的思考、抹殺欲求的思考は、本当だとは信じず重視しないでください。そういう考えが起きても深刻にとらえることなく、さらりと捨てて(思考を中断して)、目前のことや価値ある行動をしましょう。

　なぜなら、その思考は見当違いだからです。そのように考えられた自分とは、思考作用の対象であり、つまり、精神現象の表面部分でしかありません。本当の自分とは、「自分はだめだ」などと思考しているもっと奥にあります。それは思考だけではなく、見る、聞く、行動するなどさまざまな働きをも束ねるものであり、生命そのものであり、考える対象にはならない深いものです。

　これからも課題の実践を通して真の自己を探求していきますので、本当の自分というものがまだよくわからない間は、次のように対処してください。

　しばらくの間、自分を嫌悪、否定、消したいという考えが起きても、それが本当の自分だと信じないことです。無茶なことをせず、さわがず、次のどちらかを選択して楽になりましょう。

a)できれば、その考えを中断しましょう。呼吸や目の前のこと、新しい行動に意識を向けます。
b)考えを中断できなければ、考えが回転するのを注意の分配で観察しながらも、呼吸法をしたり、立ち上がって体操したり、体を動かしましょう。過食、飲酒、家具の破壊、自傷行為などはしません。
　そのようなことをすると、もっと悪化してしまいます。

　a)またはb)を何度か実行すると、自己存在について対象的に考え続けることがなくなるはずです。出てきても長くは考えず、すぐにやめるようになるでしょう。

　これができなければ、洞察実践16「特定思考を観察する呼吸法」に戻りましょう。自己存在については第9セッションでさらに深く探求します。

◆洞察を深める実践9◆
直近の過去に執着しない

「本音」の気づき（自覚）を応用した実践です。

たとえば、自分が何か人前で行動したり話したりしている時、直近（つい先ほど）に自分か他人が何かを言ったり、何かをしたりしたことに対して意識が向かってしまうことがあります。過去の出来事が気がかりなために、次々と現在進行形で進んでいく仕事や会話などに全力で注意を向けることができない状態です。仕事上でのミスや対話の崩壊が起こりやすくなります。医療現場、スポーツの場などで、大失敗が起こるかもしれません。これは、執着の一種です。直近の過去の言葉や行動に執着することで、現在がおろそかになるのです。自分だけでなく集団（家庭、会社など）の価値実現の行動も妨げられます。

直近の過去の出来事に執着せずに、今の瞬間に現れている出来事（対話、仕事、遊び）に全力を尽くすことが大切です。

次のように実践してみましょう。「さらさらと流す実践」です。

川の水が流れず淀みになると、ゴミがたまり、くさい匂いを発するのですが、さらさらと流れる川ならば、いつもきれいです。それに似たようなイメージで、つい先ほどの、過去の出来事にもとらわれずにさらさらと流していきます。そして、現在進行形で「今、ここ」に全力を注ぐような心の使い方を自覚するのです。しゃくにさわる言葉、気になることも、サッと流していきます。呼吸法のなかで、練習してきたことの応用です。

このトレーニングを続けていくと、強く自覚しなくても、過去にこだわることなく、「今、ここ」に意識を向ける姿勢が身についてきます。

第6セッション

◆洞察を深める実践10◆
呼吸法のなかで本音に気づく

　呼吸法を実行している最中に、感覚、想起、思考（出来事や自分の状況について）、感情、身体反応、症状などが起きた時、その内容に影響を及ぼす微妙な嫌悪、欲求執着、不信、怠けなどの本音がチラチラと起こります。それを観察して名前づけして、呼吸法を続けます。呼吸法についても「難しい」「これでいいのか」「わからない」などの思考や、「もうやめたい」「呼吸法よりも本を読みたい」などの欲求が浮かんだらその作用を観察して、「思考」や「欲求」と名前をつけます。さらに、その考えや欲求の背後にある本音を探求してください。嫌悪、逃避、回避、怠け、疑い、不信、無理解、本気になっていない（そこに依存、甘え、絶望などはないか）、などが本音の候補です。

　次のようにして呼吸法をしながら本音を探求します。

1―周囲から聞こえてくる音に対して、「うるさい」「いやだな」と思う背後には嫌悪、無理解（音があっても呼吸法はできるはず）がありませんか。

2―「呼吸法ができない」「考え（妄想）が起こる」「だめだ」「うまくいかない」という思いが起きたら、課題や自己への嫌悪、課題実践への無理解、怠けなどの本音がありそうです。呼吸法に対する不信や、他の方法への執着があるかもしれません。

3―体にかゆみ、痛み、しびれなどがあれば観察して、「身体感覚」「症状」などの名前をつけます。それをいやがっているならば嫌悪の本音があると自覚します。その本音を変えようとする必要はありません、自覚するだけです。不安があるかもしれませんが、変えることはできないでしょう。ただ、自覚するだけです。作用や本音を洞察しながら、本音の変化も観察します。本音も瞬間的に変化したり、とぎれたりする時があるかもしれません。

4―呼吸法の最中に安楽や安心を感じたら、それに名前づけして、変

化するかどうかを観察します。
5―20 〜 30分間実行して「もう終わりたい」というのは欲求ですが、その瞬間に回避、怠け、疑いなどの本音はありますか。それとも、満足感、達成感でしょうか。

◆洞察を深める実践11◆
行動中の本音に気づく

　日常生活で何かをしている時やひとりでくつろいでいる時などに、心の奥で、嫌悪や批判、不満、不安などの本音が動いていないかどうかを観察します。早い時点で本音に気づくと、思考や行動が変化するかもしれません。日常生活の行動中に、何十回も本音の洞察を行ってください。

　本音があることを嫌わず、否定せず、抑え込まないことが大事です。本音の否定、抑え込みは、二重の本音になってしまいます。この段階では、本音をただ明確に知り、その様子を観察して名前をつけるだけです。そして仕事や会話など、そのまま目の前の行動を続けます。

　本音が明確になったとしても、不快な思考や行動が繰り返されれば症状や苦痛が持続するかもしれません。これについては、さらに今後のセッションで苦痛を受容する取り組みを学習します。

　次のようにして自分の本音を探求してください。

1―誰かの顔を見た途端に、嫌悪の本音が起きていないか。会話中に背後で嫌悪、否定、批判、怒り、軽蔑、不安、予期不安などが起きていないか。自分の心を深く観察します。
2―本音に気づいたら、予期不安、怒り、イライラ、嫉妬、不満などと名前をつけます。このような本音は感情が渦巻くことで感じるつらい体験ではありません。感覚、思考、感情、行動などと同時進行で働く評価です。また、感情や行動、態度は他者から観察さ

れることがありますが、背後の本音は本人にしかわかりません。

3―誰かの行動に対して何か言いたくなったり、反応したくなった時には、執着系の本音を探ってみます。さらに、嫌悪系の本音もあるかもしれません。

4―自分に不利なことを見たくない、話をしたくないという回避があるかもしれません。回避、逃避、甘えなどがありませんか。実際には無知であるのに、知るための行動を回避していませんか。回避の背後にある本音は何ですか。

5―不安障害の場合、回避していたことをせずに行動することは難しいかもしれません。その場合でも、回避系の本音を自覚します。問題の冷静な洞察が治癒への第一歩です。

6―本音が二つ以上あることがあります。たとえば、症状や身体反応に対する「不安」、行動することを「回避したい」、回避した結果、「そんな状況が不満」など。

7―拒絶過敏性も本音です。呼吸法の時は出なくても、他者との対話中に起きることが多い本音です。自分は拒絶過敏性の本音が起こりやすいと自覚した上で、他者との会話に臨むと、感情的になりにくいことを試してみましょう。もしこの本音が出たことに気づいたら、その瞬間に自覚します。自覚できたその時に、どう反応するかは、その時の自分の成長度合いによります。

◆洞察を深める実践12◆
思考と感情の相互影響の観察

1―呼吸法をしながら、また、日常生活の行動中に、思考から不快な感情が起きることを観察してください。また、不快な感情に気づいた時に、自分の態度や行動がかなり変化することを観察します。呼吸法の最中にも、何かを考えたために感情が起きることが

あります。不快な感情をそのまま観察し続けることをせずに、呼吸法を途中でやめてしまうことはありませんか。本当は、そういう時こそ、感情がどうなっていくのか観察したいところです。もし感情や症状などが意識されても、観察しながら呼吸法を続けてみましょう。

2─次に、ある特定の行動（激しい対人行動、過食など）をした後に、次のような否定的な思考につながることが多いことを観察してください。

ある言葉、症状、感情に対して不快を感じる→まぎらし行動→思考（自己嫌悪、後悔、他者増悪など）→感情（最初の感情とは別のもの）

3─1、2のように繰り返して、思考と感情の相互影響を理解しましょう。そして、不快な出来事があった時に、それにとらわれて長く考えると、不快な感情が起きるということを理解しましょう。このように、自分の反応パターンを学んでいくのです。できるだけ価値実現の反応パターンをとれるように、少しずつ実行していきます。

第6セッション

マインドフルネスでうつが治った！

● 事例3 ●
非定型うつ病を繰り返す重い症状も、
本人の真剣な取り組みにより十か月で改善

Cさん・非定型うつ病（40代男性）

問題の経過

30歳の頃、親族との人間関係の葛藤と過労からうつ病になり、退職しました。その後、症状が軽くなって再就職。しかし、新しい職場での人間関係や負担の大きい仕事にストレスを感じて、再発を繰り返しました。治療では薬物療法が主でした。父が厳しい人で幼少期から親に気を使って暮らしていたとのことで、非定型うつ病になりやすい典型例です。

以前に、当研究所のカウンセリングを短期間受けたことがありましたが、復帰をあせって十分に回復しないままに再就職して再発。職場からの期待に応えようと過労気味になったことがその原因でした。再訪時の状況とその後の経過を示します。

開始時点の症状

再訪された時点では、抑うつ症状、興味や喜びの低下、睡眠過多、集中力の低下、鉛様麻痺感、フラッシュバックなど非定型うつ病の特徴的な症状がみられました。そのほか、不安過敏からくる症状で、視線恐怖、あがり症、緊張、予期不安、手のふるえなどもありました。

カウンセリングの回数

個人面談１回、グループセッション７回。支援期間は通算十か月。

カウンセリング経過

第７セッションまでグループセッションに参加し、自宅では毎日30〜60分、時々120分の呼吸法を続けました。

▼

呼吸法の最中に、フラッシュバックで職場での出来事がよみがえることもありましたが、今度こそ再発を繰り返したくないと真剣に取り組み、九か月後には仕事に復帰しました。

▼

その後、非定型うつ病の症状が改善し、不安過敏からくる症状も軽くなり、十か月で支援を終結。

▼

それから一年後、順調に働いているとの報告を受けました。再就職しても一年続いたことがなかったのに、今度は再発していないと喜んでいました。さらに、一年後にも順調に働いているとのこと。

▼

重症の割に短期間での回復が可能だったのは、Ｃさんが以前にも何度かグループセッションに参加していたことが大きかったようです。以前にも増して課題に真剣に取り組むことで、症状を「受容」する心が向上し、非定型うつ病に多い感情的になることが抑えられたため、再発防止につながりました。

第7セッション
不快なことを受け入れる

第7セッションの課題では……

課題A ✳ 起床時刻
── 毎朝、7時までに起きよう

課題B ✳ 運動・活動
── 毎日、30分くらいの運動をしよう

課題C ✳ 呼吸法（自己洞察を含む）
── 呼吸法のなかで抑制のトレーニングをしよう

課題D ✳ 行動時自己洞察
── 行動中にも、自分の心を観察しよう

課題E ✳ 小さな不快事象の受容
──「受容」のトレーニングをしよう

課題F ✳「今、ここ」の洞察
──「今、ここ」の洞察を深めてみよう

課題G ✳ 私独自の問題
── 自分の問題に気づいたら、それに取り組もう

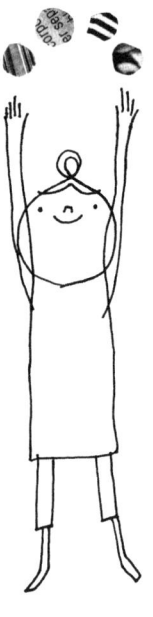

140ページからの課題と実践を行う前に、第7セッションで学ぶポイントを「受容と自由意志」「不快事象の受容の脳神経生理学」「包む心・受容の心得」「不快事象の受容の実践」の四つに分けて解説します。ひととおり読んでから課題に取り組みましょう。

ポイント 1

受容と自由意志

① 目的に向けて行動を決意し実行する意志作用

私たちが行動しようとすると、いろいろな壁や不快なことにぶつかります。それでも、自分の長期的な価値（願い）の実現のために、不快事象が起きても受容して目的を失わずに行動するのが意志作用です。不快事象があるからといっても、行動しなければ、目的を実現できませんし、また生きていく上で、不快事象が存在しない生活など考えられません。

ですから、たとえ不快事象が起きても、受容できればいいわけです。受容とは長期的な願いに沿った価値実現の行為を選択できる心のスキルです。受容は意志作用を働かせる上でもっとも大事なスキルの一つです。

② 自分は環境を作る存在

自己中心的な見方ではなく、もう少し大きな立場から見てみましょう（次ページの図5）。

自分は家庭や社会の外ではなく、家庭や社会のなかで生きています。そのもっとも小さい環境は家庭です。自分は家庭のなかの一員ですから、何か行動すると、家庭に変化が起こります。もし、自分が家具を破壊するならば、次の瞬間に破壊された家具を見て、自分も家族も暗い気持ちになるでしょう。逆に、自分が部屋をきれいにすると、

自分も家族も気持ちが明るくなるはずです。このように、自分の行動ひとつで家庭が変わるのです。

　自己は家庭を作る（創造する）要素です。自分の行動が家庭、職場、団体、近隣までも変化させます。そして自分自身も家庭や社会から影響を受けます。つまり、自分を含めた環境は次々と変化していて、常に自分の前に新しい形で現れてくるのです。それは人々の行動の結果ですので、自分にとってはその変化を予測することはできません。必然の結果ですから、意識された目前の現実からは、逃げずに受容しなければならないのです。

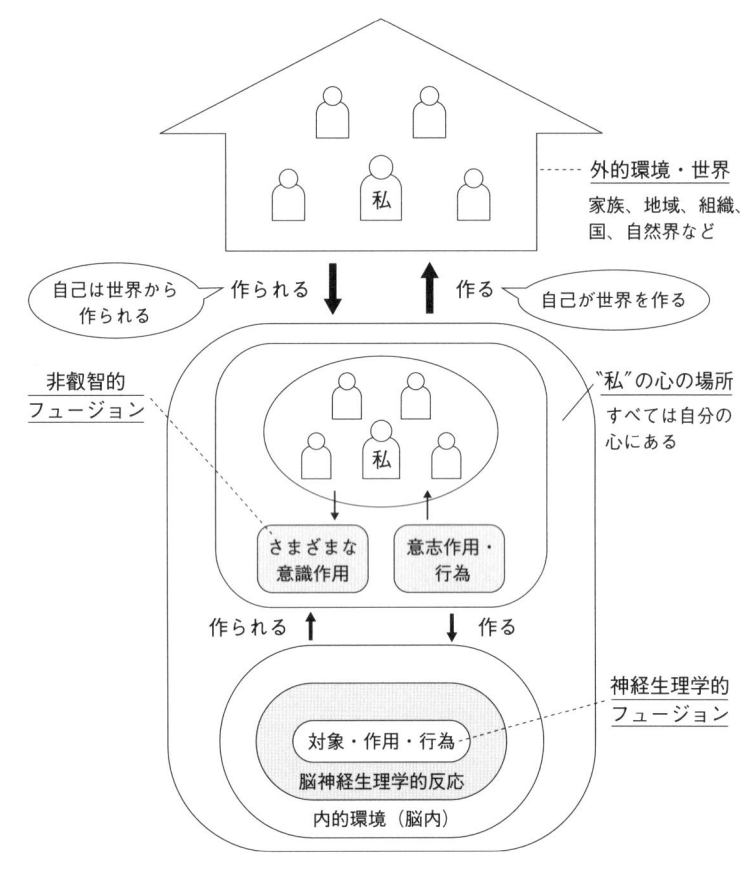

図5　自己が作り作られる二つの世界

3 必然と自由意志

　意識されたものは、個人の思惑など関係なく、自分を含む無数の個人による外的世界の働きと、自己の内的世界（脳神経生理学的）の働きの結果として必然的に現れます。そして、それはその途端に過去に消え去っていきます。必然的なものが、一瞬、自己に与えられ、現れると同時に、永遠に消えるのです。その一瞬は、本音（独断的・自己中心的な評価的判断）の発動を少なくすればするほど、あるがままの働きを見ることができます。現れる現象、感じる症状を内的・外的世界で起きることとしてやむをえないと受容し、意志により行動（思考、発語、身体行動）することで、自分をとりまく世界がまた変化します。外的と内的世界に必然の反応をもたらして、他者や自己に影響を与えます。生きていくということは、必然の連続のなかで、意志を自由に発揮することとも言えるでしょう。

「必然的なものか自由意志によるものかの観察」、「現れるものは唯一で一度きり、永遠に消え去る」の実践で、起きたことが必然のものか、自分の意志によるものかを観察しましょう。

> ◆ **洞察を深める実践13**◆
> **必然的なものか自由意志によるものかの観察**
> （→147ページ）
> ◆ **洞察を深める実践14**◆
> **現れるものは唯一で一度きり、永遠に消え去る**
> （→148ページ）

ポイント2
不快事象の受容の脳神経生理学

　ここでは、自分の行動が内的世界（内的環境）を作るということをさらに詳しくみていきましょう。私たちは、思考し行動することによって、神経生理学的な反応を起こします。自分の行動は外的世界だけではなくて、内的世界をも作るのです。

　不快事象の受容のためには、嫌悪系と執着系の本音や行動に着目します。

❶　嫌悪系の本音・思考で内的世界と外的世界を作る

　嫌悪的思考は、さまざまなストレス反応を引き起こします。嫌悪系の本音に彩られて、否定的、嫌悪的思考に入っていくならば、脳神経生理学的には、扁桃体、交感神経、ＨＰＡ系（視床下部―下垂体―副腎皮質）などの興奮が起きます。そしてさまざまな精神症状、身体症状を引き起こすのです。自己の本音、思考が作る反応が、内的世界に必然的な反応を引き起こして、心理現象として現れます（11ページの図1を参照）。

　また、嫌悪的思考だけではなくて、嫌悪的な発言や行動（自傷、暴言、暴力、破壊、虐待など）をすれば、その後、外的な環境・世界を変化させて、それが自分に返ってきます。たとえば、不快であるからと、家族や友人に暴言を吐くと、その場の雰囲気が一変して、相手が自分に向かって怒りや悲しみなどをぶつけるといった反応が起こります。それが自分にとっては、さらに一層嫌悪的な事態になり、さまざまなストレス反応を引き起こします。

❷　執着系の本音・行動で内的世界と外的世界を作る

　誰もが快感を好む本音を持っています。しかし、節度を超えた快感への執着は、本人や周囲の人に苦悩をもたらします。嫌悪系の本音、思考から、マイナスの感情（不満、怒り、嫌悪など）や症状を引き起

こすのですが、当初は、その不快さを一時的に軽減しようとして、つまり、まぎらそうとして、一時的な快感を得る行動をします。そのような快楽を求めての行動に執着するために、過食、飲酒、衝動買いなどの依存行為が繰り返されます。しかし、その行為は、一時的な快感であって、その後に、経済的苦痛、強い自己嫌悪や他者からの困惑、怒り、批判などが起こって、今度は嫌悪系の本音、思考が強く繰り返されます。それが、また、嫌悪的・依存的行為をもたらして、悪循環となるのです。このような節度を超えた欲求を満たす行為も、人間関係の悪化のほかに、1の神経生理学的なストレス反応をもたらすので、さまざまな精神症状、身体症状が現れて苦痛が増大します。抑うつ症状を併発することも多いのです。

　健康な人であれば、一時的なまぎらしにしかならず、結果的に自己や他者を苦しめるような行動は、節度を持ってコントロールし抑制します。非機能的行為を抑制する神経回路（背外側前頭前野や眼窩前頭前野など）が活発に働いているため、たとえ不快事象があっても衝動的な行動欲求が起きても、自己や他者の価値、願いを想起して、価値崩壊の行動を抑制できるのです。このような心の使い方ができるようになることを目指します。

　「嫌悪的行動・執着行動の直視」の実践で、自分の問題、反応パターンを明確にします。

> ◆ **洞察を深める実践15**◆ **嫌悪的行動・執着行動の直視**
> 　（→149ページ）

ポイント3
包む心・受容の心得

1　受容とは

　問題や症状の改善のためには、不快事象の実態を知り、受け入れること（意志的受容、アクセプタンス）が不可欠です。これは、「実践能力」や「行為への実現能力」のことです。思考（理解）するだけではだめです。実際に実行できる意志作用でなければなりません。受容とは、不快なことが起きた時、解決策のない苦悩するだけの思考、逃避や衝動的な行為に陥らずに、建設的な受け止め方や価値実現の行動ができるスキルです。

　受容には、「意志的受容」と「創造的受容」があります。

1● 意志的受容

「受容」とは、自分自身の個人的な体験に対するある種の応答として行う主体的で建設的な行為、または行わない（無茶なことをしない）行為です。すなわち、私たちがさまざまな刺激を積極的に主体的に受け入れ、結果的に苦しむことになる行動をしないことです。受動的になされる行為ではありません。無力感で何もしないのでもありません。「価値実現になる」という決意でなされる積極的な意志作用が前提です。これを「意志的受容」といいます。

　この本の中で、単に受容という時には、この意志的受容を指します。

2● 我慢の抑え込み、不快の否定ではない

　受容は我慢と間違えやすいので、注意が必要です。受容は、我慢したり、不快でないと否認したり、無視したりすることではありません。その違いがよく理解できないと不快事象の受容ができなくなります。

　我慢とは、自己の心の作用を知らず解決の方向もわからずに、衝動的な行動を抑えて、つらい思考が渦巻いている状態です。一方、受容

の場合は自己の作用がわかっています。感情や欲求の正体を知り、無評価に観察することが長期的な解決策だと理解した上で衝動的な行動をしていないことです。ですから、つらい思考は渦巻いていません。「今、ここ」でできることを行っているのです。

　主張すべきことをせずに、苦しみ続けるのでもありません。支援を求めないことでもありません。支援が必要であれば、それを求めることがなすべき行動であることも知っています。

　また、受容はいやなことをいやでないと思う（否認、抑圧、無視）ことでもありません。感じ方は自分の心に素直でなければなりません。感情や好き嫌いは必然的に起きるものです。ただし、その後の自分の反応次第で、感情が拡大、持続することがあります。

3●高度な受容「創造的受容」

　意志的受容より、もっと高度のアクセプタンス（受容）があります。

　不快事象も快事象もすべてが自分の生命現象です。すべての事象は心の内奥の場所に包まれています。認識された時はすでに過去であり、受け入れ終わっています。それは必然ですから、どんなに嘆いてももう何も変わらないのです。過去は変えられませんが、次の瞬間に未来に向かって自由な意志で行動することができます。このように現れるものを絶対的に受け入れることが「創造的受容（叡智的受容）」です。

　自分は世界と対立しているのではなくて、世界の中に生きて、世界を作っていく存在です。そのような無数の人々が作る世界が自己の心に包まれています。それを創造的世界の創造的要素といいます。世界の動きが自己の心の場所に包まれているのです。自分を含む無数の人々の苦悩も喜びも、自己と別ではありません。すべて、自分と世界の生命の働きです。

　もし、薬物療法などで治療をしても不快事象がなくならなくとも、それも自分の生命の働きと受容し、自分の自由な意志で価値実現のために世界、環境を作る行動（創造的行動、叡智的行動）ができるのです。自分の前に現れる現実を創造的に受容して、自己実現を目指して

行動（創造的行動）します（132ページの図5を参照）。

2 受容の八つの心得

　受容のスキルは理解するだけでは現実に身につきません。日常的に繰り返しトレーニングしなければ実際に動き出さず、現実の不快事象を受容できません。

　ここでは、実際のトレーニングに入る前の心構えとして、「受容の八つの心得」を学びましょう。

◆ 洞察を深める実践16◆ 受容の八つの心得（→150ページ）

ポイント4

不快事象の受容の実践

1 基本的な受容の方法

　それでは、不快事象の受容のスキルを実際に身につけましょう。

　不快な状況、危機的な状況を強く感じたら、「不快事象の受容の実践」を行います。反応パターンを体得することが大切です。毎日の生活のなかで、不愉快なことがあったら、このプロセスを繰り返し練習してみてください。この実践を難しいと感じる方がいるかもしれません。これができるようになるためには、基礎的な練習の積み重ねが必要なのです。「ゆっくり呼吸法」、日常生活のなかでの「感覚・運動傾注法」、「短時間呼吸法」などのトレーニングを習慣化できるまで、数か月間繰り返して行いましょう。

● 洞察実践18● 不快事象の受容の実践
　（日常生活全般の心得）（→142ページ）

❷ 小さな不快事象の受容と意志的行動の訓練

　毎日起こる小さなつらいこと、不愉快なことのなかで、受容の実践をしましょう。

　小さな不快事象を自覚して、受容の実践を繰り返すことで、大きな不快事象にも対応できるのです。慢性的な不満があると、ささいなことで否定的、嫌悪的思考が暴走し、感情的な発作（怒り、鉛様麻痺感、パニック発作、過呼吸など）を誘発することがあります。そこで、まず慢性的な不快レベルを下げるために、毎日の生活のなかで、小さなストレスが起きた時、「小さな不快事象で受容の練習」をしましょう。そして、「呼吸法のなかでの行動抑制の練習」も併せて行いましょう。

- **洞察実践19** 小さな不快事象で受容の練習
  （→144ページ）
- **洞察実践20** 呼吸法のなかでの行動抑制の練習
  （→145ページ）

第7セッションの課題

★ 131ページからの解説をひととおり読んだ上で、実際に今日から一か月の間、次のA～Gの課題を実践していきましょう。

★ 巻末の「スケジュール表」をコピーして、実践した内容、回数・時間、コメントなどを毎日記録します。「スケジュール表」の課題Eに「小さな不快事象の受容」と記入し、Fに「『今、ここ』の洞察」と記入して使用してください。

課題A＊起床時刻

先月と同じです。

課題B＊運動・活動

先月と同じです。

課題C＊呼吸法（自己洞察を含む）

呼吸法を行う毎日の目標時間を決めて、1～3を実践してください。

1—◆洞察を深める実践8◆自己洞察を入れる（要約法）（→106ページ）

2—●洞察実践20●呼吸法のなかでの行動抑制の練習

　呼吸法の最中に感じる小さな不快なことと、衝動・欲求を観察して受け入れ、抑制するトレーニングをします。

3—次の二つは重要ですから、呼吸法のなかで継続して実践します。

　◆洞察を深める実践10◆呼吸法のなかで本音に気づく（→124ページ）、◆洞察を深める実践6◆作用と対象の観察（→86ページ）

課題D＊行動時自己洞察＝「自己洞察を入れる」

　日常生活の行動中に、1～3を実践してください。20回以上実践したら〇、少しできたら△、できなかったら×と記入します。

1—◆洞察を深める実践8◆自己洞察を入れる（要約法）（→106ページ）

2—●洞察実践16●特定思考を観察する呼吸法（→119ページ）は、

気がついた時に中断できるように練習しましょう。
3―不快なことが起きたら、●洞察実践18●不快事象の受容の実践（日常生活全般の心得）を実行しましょう。

課題E ✻ 小さな不快事象の受容

毎日1回は、不快な出来事があるかもしれません。家族、友だち、同僚との間で、不満、イライラ、怒りが起きるなど。まさにその時に、次の受容のトレーニングをしてください。実行したら〇、できなかったら×と記入します。

◆洞察を深める実践16◆受容の八つの心得
●洞察実践18●不快事象の受容の実践（日常生活全般の心得）
●洞察実践19●小さな不快事象で受容の練習

課題F ✻ 「今、ここ」の洞察

「今、ここ」について、洞察を深めましょう。毎日1回5分ほど、次のどちらかを実行します。実行したら〇、できなかったら×と記入します。

1―◆洞察を深める実践13◆必然的なものか自由意志によるものかの観察で、呼吸法をしながら、意識される現象は必然か、自分の意志で変えられるものかを観察します。
2―◆洞察を深める実践14◆現れるものは唯一で一度きり、永遠に消え去るで、瞬間瞬間がただ一度きり現れて、永遠に消え去っていることを洞察します。

課題G ✻ 私独自の問題

次の実践をしてみて、何か自分の問題に気づいたら、記録表B「私独自の問題と対策」に記入して、改善対策を作って実行してください。実行したらスケジュール表に番号（① ② ③など）を記入します。

◆洞察を深める実践15◆嫌悪的行動・執着行動の直視
◆洞察を深める実践16◆受容の八つの心得
●洞察実践18●不快事象の受容の実践（日常生活全般の心得）

具体的な実践方法

●洞察実践18● 不快事象の受容の実践 (日常生活全般の心得)

1● 自己洞察を入れる

自分の心を現在進行形で観察することに意識を向けます。不快なこと（思考、視線、感情、症状、身体反応、発作など）に気づいたら、それをそのまま観察します。作用と内容をそれぞれ観察します。

たとえば、対人関係において、相手の言葉、態度、行動が気にくわず、不満の思考（作用）を起こし、その次に、「ああするな」「こうするな」と言いたくなる欲求（本音）が起きるでしょう。これは、相手を受容していないあらわれです。そういう時の自分の意識作用（思考、本音、欲求など）をしっかりと自覚します。

2● 名前づけ

もっともつらく感じる作用と内容に、名前をつけます。作用には、感覚、想起（思い出し）、思考、感情、身体反応（主に交感神経による）、症状、欲求、意志（決意、行動）などがあります。感覚の内容には、抑うつ気分、鉛様麻痺感、眠気、パニック発作（過呼吸、動悸、吐き気、ふるえ、めまいなどを含む）、痛み、フラッシュバックなどがあります。感情の内容には、不安、怒り、イライラなどがあります。繰り返し出てくる思考内容についても、細かい名前をつけます。他者批判、他者不満、自己嫌悪、拒絶過敏、後悔、だめな私、などです。

3● 観察・受容

すばやく名前づけをして、今、起きていることを、そのままにして

観察します（150ページの洞察を深める実践16を参照）。

病気の症状の場合には、「どこかに変調があって起きる症状だから、やむをえない」と受容して、その症状をそのまま観察します。そのほかの不満な状況も、消失することを願わず、強く嫌うこともなく、起きている事象をそのままにしておきます。思考などの背後にある本音がわかれば、それも洞察します。

今の瞬間に意識されていることを何かの細工や行動によって変化させようとはしません。静観です。価値実現の行動を決意するまで、意志作用を働かせて耐えます。

4 ● 意志的行動選択

観察・受容した後、a）～d）のいずれかを選択します。

a) 一定の時間（1秒～2、3分）、そのまま症状を観察しながら、同時に呼吸法を行います。不安、怒り、イライラ、フラッシュバックやパニック発作、痛み、抑うつ気分のような持続するものは、それがおさまるまで観察していてもいいでしょう。観察を短時間にして、b）～d）に移ってもかまいません。

　思考が続く場合、呼吸法をやめて立ち上がらず、つらくても衝動的な行動に移ることなく、考える内容は自分の思考作用が作ったものにすぎないことを自覚しながら、呼吸法を実行し続けます。思考の内容と作用がどうなるか観察し続けます。本音の洞察に入ってもいいでしょう。思考や感情、欲求などの背後にある本音を探るのです。その後、b）～d）のいずれかを行います。

b) 短時間呼吸法を行い、「呼吸法をしていれば、大丈夫だ」と思いましょう。呼吸法は建設的な行動の一つです。つらいものを感じながらも、ゆっくりと呼吸を続けましょう。不快事象の変化を願うことなく呼吸法を行います。再び注意が思考や無茶な行動への衝動に向かったら、呼吸に注意を戻します。何度でも繰り返し、呼吸法に戻ります。

c) 効果があるとされる行動（目の前のものをしっかり見ることや運動など）を選択して実行します。

d) 現在進行中の仕事や遊びのこと、相手の言葉に、注意を向けます。

5 ● 価値確認

　4ができずに、従来の反応パターン（呼吸法からの逃避、寝る、回避、依存、暴言、暴力、つらい自動思考の繰り返しなど）をとりたくなったら、衝動的欲求を自覚して、すぐに行動せず、次のどちらかを行います。その後で、4を実行します。

a)「価値・願いを確認する呼吸法」（84ページ）

　　無茶な行動をせずに、自分の人生の価値・願いを思い出します。

b)「他者の苦を観ずる呼吸法」を次のように実践します。

　　自分が無茶なことを繰り返せば、近しい人が悲しむことを思いながら呼吸法を行います。自分と同様に苦しむ人のことを共に救いたいと願います。

● 洞察実践19 ●
小さな不快事象で受容の練習

　毎日一つぐらいは、ささやかで不快な出来事があるはずです。ひとりで考えていて落ち込んで何か失敗をしたとか、したかったことができなかったとか、家族、友だち、同僚とささいなことで言い争いになったとか……。まさにその時に、このトレーニングをしてください。

　もし、この課題を忘れたり、できなかったりしても、「だめだ」「だめだった」という後悔や否定の思考をする必要はありません。できなかったということも受け入れます。すぐにできることではありませんが、今後、数か月、数年にわたって実践していけばできるようになります。

1 ― いやなことが起きたら、すぐに衝動的な反応をせずに、何が意識されているか、名前をつけます（思考、感覚、感情、症状など）。

　　呼吸法の最中に不快なことが意識された時にも、思考に移ったり、呼吸法を中断したりせずに、その不快事象に名前をつけます。

2 ― それをいやがっているかどうか観察してください。いやがってい

るとマイナスの感情（怒り、不安、イライラ、後悔、悲しみなど）が起きる場合があります。感情を観察して名前をつけます。たとえば「イライラが起きている」など。

3 ─ 次に、何か行動をしたい（言いたい、または逃げたい、まぎらし行動をしたい、眠ってしまいたいなど）という衝動・欲求が意識できるか、観察してください。そのような行動への執着（すぐにそれをしたくなる）がありますか。その反応パターンが繰り返されているか、観察します。

4 ─ いつもの態度、行動に走らず、呼吸や目の前のものに強く意識を向けてみてください。嫌悪的思考、衝動・欲求が消えるかどうか観察します。不快のレベルが変化したかどうかも観察します。

5 ─ 最終的に、従来の行動をとってしまうか、何か新しい反応パターン（価値実現の行動）をするか、どちらでも、今のあなたができることをします。いつかは意志的行動ができるようになりますので、今はできないという現状も受け入れてみてください。

●洞察実践20●
呼吸法のなかでの行動抑制の練習

呼吸法の最中に感じる小さな不快なことと、衝動・欲求を観察して受け入れ、抑制するトレーニングをしましょう。第8セッション以降も、これを続けてください。呼吸法をしながら、衝動的にすぐに動いたり、無意識に手や足、首を動かしたりせず、意識的に意志的欲求、意志的決意、意志的行動の練習を繰り返します。

1 ─ 呼吸法を続けていると、いくつか不快な思考や感覚、感情が起こります。そして「足を動かしたい」「立ち上がりたい」「やめたい」「あれをしたい」などの思い（欲求・衝動）が浮かびますが、すぐに行動しないで抑制することを試します。

2 ─ 1分ほど行動しないで不快さと欲求の両方を観察してください。

そうしていることが、「衝動的行動の抑制」と「不快事象の受容」だと理解してください。

3 ―さらに2〜5分、行動に移すのを抑制することにも挑戦しましょう。不快さ、欲求のレベルが変化するかどうかを観察します。

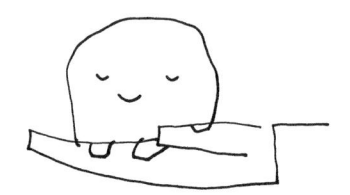

◆洞察を深める実践13◆
必然的なものか
自由意志によるものかの観察

　呼吸法を行いながら、意識に現れるものが、必然のものか自分が作っている（意志または衝動）ものかを観察します。必然的なものは外的世界か内的世界（脳神経）の働きであって、本音を働かせると、かえって苦痛を大きくしてしまいます。これは将来にわたって、小細工をせず、受容すべきものなのです。受容できれば、自由な意志で価値実現の行動によって対処することができます。

　次のように観察しましょう。

1─目の前に見えているものがあります。見えるものは視覚作用によるもので必然ですが、たとえば、電車を見た時に、乗った後の発作を考えて、嫌悪や不安を起こすのは、必然ではありません。
2─想起（思い出し）が起こります。わざわざ思い出すのは、自由な意志による選択です。しかし、そのつもりはないのに、過去の苦痛が侵入的に思い出されるフラッシュバックは必然です。意志によって起こらないように細工をすることはできません。
3─座っていると、思考が起こります。思考を継続することは、必然ではなくて、意志によるものです。途中で思考を止める自由があります。止められないのは、スキルが不足しているからです。しかし、嫌悪的な思考をした時に起きる感情は必然です。これはすべての人に共通である扁桃体の働きによるものです。感情は必然ですが、その前の思考は必然ではありません。自分が選択したものです。
4─呼吸法の最中に、何か症状（痛み、吐き気、不安、イライラなど）を意識するとしたら、そこまでは必然です。
5─呼吸法をやめたいと思った時、疲労感があれば、それは必然です。疲労感があっても、実際に続けるかやめるかを自由な意志により

選択することができます。本を読むためとか、仕事をするために呼吸法をやめるというのは、意志による選択です。

以上のように、呼吸法の時に意識された心理現象を、それが必然か自己が起こしたものかを観察しましょう。自己が起こしたものならば、自由な意志によって次の瞬間にストップさせることができるはずです。

◆洞察を深める実践14◆
現れるものは唯一で一度きり、永遠に消え去る

　自分の心に現れるものは、いつも新しい唯一で一度きりの出来事であり、そして留まらずに、永遠に消えていくものであることを、観察を通して知ります。問題解決のカギになるはずです。静かに座って、心に現れるものを次のように観察しましょう。

1―自分も世界も常に動いています。生命の一瞬一瞬は二度と繰り返しません。現れるものは、たった一度の新しい出来事です。片時も留まらずに、また次の出来事が現れます。「今、ここ」に現れた出来事は、現れると同時に永遠に消え去ります。

2―目の前に見えるものも、ずっと同じではありません。自分も環境も動いています。次の瞬間に何が起きるか予測不能です。たとえば、急病や災害などは突然起きます。

3―他人が言った言葉も、考えたことも、現れると同時に、次々と消えていきます。

4―あなたの心に現れる苦悩は現れると同時に消え去ります。苦悩が一貫して続いているように感じられることでも、決して同じものではありません。何かずっと続いているかのように思えるものがあるとします。たとえば胸の痛み、病気であるという思考、感情

など。しかし、次の瞬間に突然、殴られたとします。その途端、胸の痛み、病気の思考、感情などはまったく意識されないことに気づくでしょう。自分の心に現れるすべての出来事が、一瞬現れて、永遠に消えているのです。いつでも、他のものに意識を向ければ新しい出来事が現れ、その直前までとらわれていたことすら消え去ってしまいます。

5─現れるものはすぐに消え去り、過去となりますので、変えようとしても、消そうとしてもできません。不可能なのに、そのように行動すると、かえって新たな苦悩を招いてしまいます。苦しみは消えず、無理な努力による緊張、交感神経の興奮による反応などが生じます。そうではなくて、現れるものをあるがままに受け止めて、新たに自分の自由な意志で、願いを実現するための行動をすべきなのです。

6─現れるものは、一度きりで消え去りますが、またすぐに新しい現実が現れます。そのたびに、自由な意志で自分や環境（家庭や職場）を作ることができます。自分は環境の一員ですから、その行動が環境自体を変えます。そして、他の人をも変えるのです。

7─現在進行形での観察を通して得られた智慧（新しい見方、自己洞察）で、自分の問題を見直してみましょう。

◆洞察を深める実践15◆
嫌悪的行動・執着行動の直視

　自分の場合、繰り返し現れる本音、思考、行動はどのようなものか。また意志によって変えられるところはどこか。次のようなことを検討して、自分の問題、反応パターンを明確にします。

1─どういう本音がよく現れますか。特に思考を駆動している本音を探求しましょう。本音には嫌悪系、執着系などがあります。最初

は一つ（たとえば、嫌悪）でも、思考を渦巻かせると次々に本音（たとえば、過去のこだわり、嫉妬、他者への恨み、自己嫌悪など）が起きることを観察しましょう。

2―嫌悪、執着系の本音を自覚していますか。冷静でいる時は、自覚できていても、いざという時に、自覚できないままに、思考、発言、行動をしていませんか。

3―今日、どんな本音→思考→行動を繰り返しましたか。どんな嫌悪的プロセスを繰り返しましたか。どんな依存的行動をしましたか。

4―また、感情が起きた瞬間に自覚できていましたか。自覚して、これまでとは違う行動をしてみようという気になりましたか。実際に行動できましたか。

◆洞察を深める実践16◆
受容の八つの心得

1●無評価で観察

不快であっても、起きた事象（感覚、感情、気分、症状など）は、必然の現れです。起きたのが悪いという評価判断や、こうあるべきとか、あるべきでないという批評的判断、除去すべきであり、回避すべきであるという行動基準的評価を保留して、あるがままを観察します。先入観や偏見、予断を持たず、あるがままを注意深く観察するように努めます。

2●忍耐する

不快、不満、嫌悪などがあっても、今の瞬間の事実から離れて根本的な解決にならない思考や行動には移りません。移ろうとする衝動（欲求）に駆られても、そのまま留まります。不快事象は必然の現れですから、謙虚に受け止めます。受け入れずに逃れようとして衝動的思考・行動に走れば、ますます問題は改善しないと理解して、意志的行動を

選択するまでの短い時間、耐えます。そのためには、観察していても致命的にはならないと信じます。意識される現象はたとえ不快であっても、自己の生命の流れによるものです。逃げず、悪者扱いせずに、同伴して生きていくつもりでいます。

3 ● 常に新しく、今しかない

心に現れる事象は一瞬現れて消えていきます。今から今へと新しい現実が現れます。世界では自分や無数の人々が行動し、自然（地震、噴火など）もまた動いています。その結果が、次々と自己の前に現れます。現れる事象は自己にとって唯一の出来事であり、一度きりで、個性的です。すべての事象が心の場所、心の器に現れ、一瞬一瞬変化しています。常に新しいのです。心を開いて、今、現れているもの、初めて出会うものについて観察します。

4 ● 自分は世界を作る

自分は、世界の重要な一角です。自己は創造的世界の創造的要素なのです。また、すべてが自己の心の中にあるとも言えます。自分には心で起きることを観察し、理解して対応する意志の力があることを信じます。自分の人生を力強く生きる力がそなわっていることを信じます。自分はどのようなことがあろうとも、今の瞬間や、自分や世界を観察する力を持っています。世界を作っていくことに参画できる自由な意志を行使する存在であると自分を信じます（132ページの図5を参照）。

5 ● 小細工をしない

心に現れる事象はすでに過去のものであり、必然ですから、今、経験しているものに対して制御、除去、抑圧、無視、否認しようという努力をする必要はありません。生命の必然的な現象に独断的・自己中心的な評価的判断を加えたり、変えようと小細工をしたりしません。今、経験していることを、根本的な解決にはならない方法で、一時の楽を得るためにごまかしたり、自分自身の存在そのものも変えようとはしません。

6 ● 受け入れる

　意識された事象（感覚、感情、気分、症状、侵入的思考など何でも）はすでに心に入ってきています。すでに受け入れているというのが自己の本質です。現れる事象は、すでに過去のものであり、自己の心の場所に受け入れていると理解して、心理的にも受け入れます。

　もちろん、不快、不満、嫌いなものを好きになることとは違います。理不尽な攻撃に終始受け身でいなさいと言うのでもありません。怒るべきことに、怒らないのでもありません。嫌悪、怒り、不安など何でも、意識されたら、すぐに衝動的な価値崩壊となる反応をしないこと。現実を把握して、自己の願い、価値（治りたい、社会復帰したいなど）を思い出して、それに沿った行動を選択します。

7 ● 本音に執着しない

　自分の考えによって作られた本音、基準、体験、行動のルールなどに執着しません。何かに執着すると、かえって自分を苦しめることがあります。たとえば、不安は悪であり、起こってはならないというのは間違いです。生きている限り、不安は起こります。独断的・主観的な評価的判断にとらわれると、次々と移りゆく今の瞬間をあるがままに観察できなくなります。善悪、快不快、好き嫌い、不安、本音にとらわれないことです。過去にもとらわれません。世間的な価値基準、他者の評価や言葉にもとらわれません。自分の個性的な価値・願いを見失わないことです。

8 ● 受容の意義を理解すること

　このような受容を実践していく原動力は、それを支える脳神経生理学などの科学的根拠および、自己存在の哲学です。他者から強制されるものではなく、意義がわからずに実行するものでもありません。受容することの意義をしっかりと理解した上で、自分の自由な意志をもって価値実現のための行動（意志的行動、叡智的行動）を行います。

第8セッション
つらい連鎖の解消

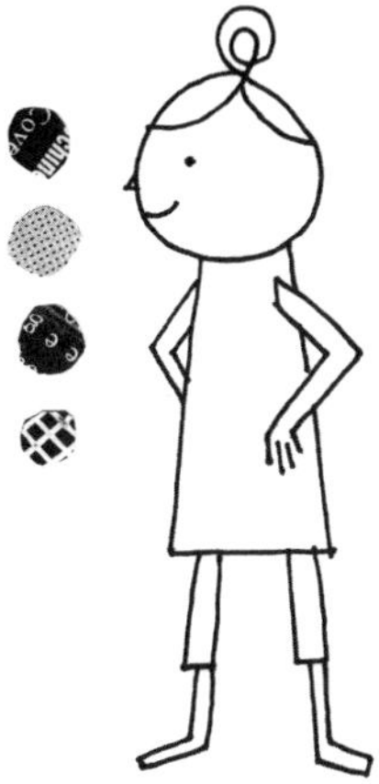

第８セッションの課題では……

課題Ａ❋起床時刻
―― 毎朝、７時までに起きよう

課題Ｂ❋運動・活動
―― 毎日、30分くらいの運動をしよう

課題Ｃ❋呼吸法（自己洞察を含む）
――「意志作用」のトレーニングをしよう

課題Ｄ❋行動時自己洞察
―― 行動中にも「意志作用」のトレーニングをしよう

課題Ｅ❋希死念慮、自殺念慮の克服
――「死にたい」思いを克服するトレーニングをしよう

課題Ｆ❋問題行動の改善計画
―― 問題行動を改善するためのトレーニングをしよう

課題Ｇ❋私独自の問題
―― 自分の問題について計画的に改善しよう

Part 2 自己洞察瞑想療法の実践

162ページからの課題と実践を行う前に、第8セッションで学ぶポイントを「意志作用・自由意志」「深刻な問題を解決するための具体的行動」「死にたい思い・自殺念慮」「価値崩壊連鎖の解消計画・実践」の四つに分けて解説します。ひととおり読んでから課題に取り組みましょう。

ポイント 1

意志作用・自由意志

1 意志作用は自己のすべての作用を統合

心の病気を治すためには、意志作用を活性化することが決め手となります。思考することと意志作用とは違います。いいことを考えることはできても、それを実行に移す意志があるかどうかは別です。私たちが生きていくなかには、さまざまな悩ましいことや不快なことが起きます。たとえ不快なことがあっても、自分や他者を苦しめることのない行動をして、人生上の願いを実現していく一瞬一瞬の統合的な働きが意志作用です。意志作用には表3および図2（13ページ）のようにさまざまな要素があります。
「こういうことが意志作用なのだな」と洞察しながら、「呼吸法のなかで意志作用を自覚」の実践をします。

> ◆ 洞察を深める実践17 ◆ 呼吸法のなかで意志作用を自覚
> （→175ページ）

2 今、意志作用の実行（＝自己洞察）

呼吸法のなかで観察しながら習得した意志作用を、今度は日常生活のなかで実践していきます。逃避、回避、非機能的行為などに走りた

表3　意志作用のさまざまな要素

1　知る局面

（A）	注意を向ける、映す	何かに注意（意識）を向けること（志向ともいう）。注意を向けたものを明瞭に意識して知ることを「映す」という。価値実現の方向にあるものに意識的に注意を向けて映すこと。
（B）	包む	見る、聞く、考えるなどさまざまな作用やそれが作る対象（内容）を今、自己の心の場所に受け入れること。
（C）	作用の自覚	今、この瞬間に、自己の心で、自己の作用を意識すること。
（D）	本音の自覚	「知る局面」と「行動する局面」に影響する主観的、独断的、自己中心的な評価的判断である本音に気づくこと。
（E）	感情の共感	「今、ここ」の瞬間に、相手の感情を把握すること。
（F）	受け入れ	不快事象を必然的なものと認識して、目的実現のために積極的に受け入れること。

2　行動の局面

（G）	目的（価値）保持	「今、ここ」で、長期的な価値に沿ったごく短期の目的を思い浮かべること。ごく短期の目的は自己の長期的な人生の価値に合致したものである。
（H）	行動抑制・解放	「今、ここ」で自己と他者の価値を崩壊させる思考、発言、行動に走らないように努めること。また、価値崩壊の反応に気づいて中止すること。
（I）	結果推測	この瞬間にこの行動をしたら、価値実現になるか価値崩壊になるかを推測すること。
（J）	行動選択	不快事象があっても、目的・価値を思い浮かべて、建設的な行動や自己成長のための行動を選択すること。
（K）	動作・行為	価値実現・目的に向けての現在の瞬間の思考、発言、動作や表情などの表現。目立った動作をしなくても、行動を抑制するという意志の実行も含む。
（L）	統合的な動的把握	「知る局面」と「行動する局面」が進行しつつ、自己と社会の価値が調和していることを確認すること。行動によって状況が変化することを知りつつ行動する。知りながら行動し、行動しつつ認識をさらに深めていく。

第8セッション

くなった時には、「意志作用を起こすのだ」と自覚して、価値実現の反応パターンを試してみましょう。

すぐには成功しなくても、価値・願いを思い起こして、意志的行動を実践してみようと思うことが大切なのです。何度でも繰り返しチャレンジします。

> ● 洞察実践21 ● 今、意志作用の実行（＝自己洞察）
> （→164ページ）

ポイント２

深刻な問題を解決するための具体的行動

これまで、意志作用を活性化するためのさまざまなトレーニングを積み重ねてきました。それらすべてを活用して、残っている深刻な問題について、具体的な解決に乗り出す時が来ました。つらいことが出てくるかもしれませんが、意志的行動の練習を積み重ねていきましょう。結果としてできなくても、チャレンジすることが大切です。チャレンジを何度も繰り返すことで意志作用の神経回路を活性化させるのです。

ここでは、自分独自の改善計画を作成し実行していきますが、次の四つの中で、あなたの問題に当てはまるものを選んで行います。家族やカウンセラーなどの支援が必要であるならば、理由と計画内容を伝えて支援を求めます。

1 ● 回避・逃避行動の改善
2 ● 問題行動の改善（依存行動、強迫行為、自傷行為、対人関係をそこなう行為など）
3 ● フラッシュバック、トラウマ、視線恐怖、否定的思考、注意が

それるなどの改善
4● 社会的行動の回避の改善

1　回避・逃避行動の改善

　恐怖体験や恥をかいた体験から、何らかの状況が苦手、苦痛となって、通常の生活を回避したり、逃避したりすることがあります。社会生活（学業、仕事、趣味や文化活動など）が阻害されている事項について、解決に向けた具体的な行動の練習を行います。

　苦手だ、怖いという思いが先に立ち、社会的に必要である場面や行動を避けていては、いつまでたっても病気や問題は改善しません。主として、不安障害に多く、うつ病や他の問題にもみられる回避、逃避していたことに、自分の意志であえて乗り出す練習をするのが「回避・逃避行動のエクスポージャー法」です。はじめは不安があるかもしれませんが、少しずつ近づく挑戦をしていくと、やがて現実の場面でもできるようになります。これまで回避、逃避していた場面を乗り越えることができれば、これからの人生で起きるさまざまな不愉快な状況、ストレスの強い出来事すらも乗り越えられる心のスキルを体得できるのです。

> ●　**洞察実践22**　●　回避・逃避行動のエクスポージャー法
> 　（自己洞察に基づく）（→166ページ）

2　問題行動の改善（依存行動、強迫行為、自傷行為、対人関係をそこなう行為など）

　繰り返される価値崩壊の行為で、自分や家族の苦痛が長く続いている問題があれば、「価値崩壊行動の抑制・繰り延べ法」を行います。短時間でも繰り延ばし、回数や量を減らす訓練をして、最終的には完全に意志のコントロール下におけるようにします。

　その行為が長期間にわたって繰り返された強固なものであれば、完全にストップすると強い不快感が生じるため、すぐにやめることは難しいでしょう。それでも、少しずつ改善する訓練を長期間（何か月で

も）続けていきます。

> ● 洞察実践23 ● 価値崩壊行動の抑制・繰り延べ法
> 　（自己洞察法に基づく）（→167ページ）

③ フラッシュバック、トラウマ、視線恐怖、否定的思考、注意がそれるなどの改善

　過去のことであるのに、現在のことであるかのように感じられる不快な過去の想起、トラウマ、フラッシュバック、悪夢、過去現在混同意識、他者の視線や思惑を気にする思考、幻覚幻聴などがあれば、「『今、ここ』の事実を自覚する視聴覚洞察法」を行います。今、目の前にあるものを見る（聞く）ことに留まることができるスキルを向上するための訓練です。

　毎日20～30分、かなり長期間（月単位で）継続して実践しましょう。

> ● 洞察実践24 ●「今、ここ」の事実を自覚する視聴覚洞察法（自己洞察に基づく）（→169ページ）

④ 社会的行動の回避の改善

　継続的に社会的活動から遠ざかっていたことを変えるためには、「社会生活のリハーサル行動」を実践しましょう。積極的に社会参加する機会を作ります。

> ● 洞察実践25 ● 社会生活のリハーサル行動
> 　（自己洞察に基づく）（→171ページ）

ポイント3

死にたい思い・自殺念慮

① 「死にたい思い」は繰り返し出てくる

　うつ病や不安障害、依存症などには、「死」に関連する苦痛が伴うことがあります。しばしば直面するのは、うつ病による希死念慮と自殺念慮です。希死念慮はばくぜんとした「死にたい」という思い、自殺念慮はいよいよ実行したい切迫した自殺願望です。

　うつ病が長引いている時に、大きなショックがあって焦燥感が強まると、自殺を決行してしまう恐れがあります。たとえば、長く休職している人が、会社から「出社しないとあと一か月で解雇する」と電話を受けた日に自殺するというケースです。一般的に、次のような刺激や感情からの希死念慮、自殺念慮の連鎖があります。

　「何かのきっかけ→つらい思考が渦巻く→大きな感情のたかぶり→希死念慮、自殺念慮」

　また、抑うつ気分があるとその症状自体がつらいので、たいていのうつ病患者に希死念慮がみられます。そこに強い刺激が加わると、容易に希死念慮、自殺念慮が強まります。次の二つの連鎖です。

a) 抑うつ気分が長引いていた→ほとんど毎日、希死念慮、自殺念慮が起きている

b) a)の状態が続くなか、何かの出来事で感情的になる→気分が悪くなる→抑うつ気分が強まる→希死念慮、自殺念慮が強まる

　以前に、激しい感情や抑うつ気分のなかで希死念慮を起こしたためにこの連鎖が成立した人は、寛解になっても再び感情的になったり、抑うつ気分が現れると希死念慮が起きることがあります。その時に、絶望的な状況が加わると感情が高まり自殺念慮が起きます。論理的な説得をされても、この「希死念慮」が出てくることを消去することは難しいです。つまり、現れることを止めることはできないのです。しかし、現れてからの対処方法を変えること（意志的行動）は可能です。

Part 2 自己洞察瞑想療法の実践

　つらい、苦しい、死にたいという思いが起きる時、よく観察してみると必ずそれは思考です。判断力の衰えた色めがねで見た思考です。発病前は絶対に死にたくないと思っていたはずですから、希死念慮、自殺念慮というのは病気による思考でしかありません。
　そのような思考が出てきても、重視せずに、生命を生かそうとする宇宙の営みにまかせておく方法があります。さまざまな症状が現れてもそれは必然であり、すでに過去のものですから、否定せず、消えることを願わず、そのままにしておきます。やがて消え去ったのを観察して、自分のやるべきことを実行します。思考にかく乱されずに、大きな命の回復作用が発揮されるのにまかせます。

❷　希死念慮、自殺念慮の克服実践

　希死念慮、自殺念慮が起きた時には、「希死念慮、自殺念慮の克服実践」を行います。

> ● 洞察実践26 ● 希死念慮、自殺念慮の克服実践
> 　（→172ページ）

ポイント4

価値崩壊連鎖の解消計画・実践

　これまで、うつ病や不安障害などの改善のために必要とされるスキルをひととおり、学習してきました。すでに軽くなったり消失したりした症状もあるかもしれません。しかし、このような病気には、個人差があります。そこで、まだ残っている症状、改善したい問題行動などについて、「強い不快事象の受け入れ計画の実行」で独自の改善計画を作って、実践していきます。課題G「私の独自の問題」に当たる部分です。
　また、問題行動のもとになっているつらい連鎖を解消するために、

呼吸法の時や日常生活の行動中に「連鎖解消の自覚」も併せて実践しましょう。

● 洞察実践27 ● 強い不快事象の受け入れ計画の実行（→173ページ）

◆ 洞察を深める実践18 ◆ 連鎖解消の自覚（→176ページ）

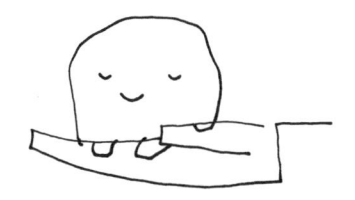

第8セッションの課題

★ 154ページからの解説をひととおり読んだ上で、実際に今日から一か月の間、次のA〜Gの課題を実践していきましょう。

★ 巻末の「スケジュール表」をコピーして、実践した内容、回数・時間、コメントなどを毎日記録します。「スケジュール表」の課題Eに「希死念慮、自殺念慮の克服」と記入し、Fに「問題行動の改善計画」と記入して使用してください。

課題A ✴ 起床時刻

先月と同じです。

課題B ✴ 運動・活動

先月と同じです。

課題C ✴ 呼吸法（自己洞察を含む）

呼吸法を行う毎日の目標時間を決めて、◆洞察を深める実践17◆呼吸法のなかで意志作用を自覚を中心に実践しましょう。

呼吸法のなかで、時々◆洞察を深める実践18◆連鎖解消の自覚も実行してください。

課題D ✴ 行動時自己洞察＝「自己洞察を入れる」

日常生活の行動中に、何回も「意志作用」を自覚してください。

これからは、●洞察実践21●今、意志作用の実行（＝自己洞察）の方法で行います。◆洞察を深める実践18◆連鎖解消の自覚も時々、実行してください。20回以上実践したら〇、少しできたら△、できなかったら×と記入します。

課題E ✳ 希死念慮、自殺念慮の克服

「死にたい」という思いが起きる人、起きたことのある人は、●洞察実践26●希死念慮、自殺念慮の克服実践を毎日1回、実践しましょう。実行したら〇、できなかったら×と記入します。

さまざまな刺激からの連鎖が成立しているために、「死にたい」という思考が動きやすくなっています。思いが出てくることを止めることはできませんが、受け入れることはできます。「自殺は絶対に実行しない」と思える日が来るまで、毎日読んで実行してください。この方法で乗り越えながら、課題に取り組みます。やがて症状が改善し自己洞察スキルが向上すると、そのような思考は起こらなくなります。

課題F ✳ 問題行動の改善計画

次の四つの中で必ず実行したいという固い決意を持てることを一つか二つ選び、これからの一か月間、実際に改善行動に挑戦します。改善計画を記録表B「私独自の問題と対策」の①(および②)に記入し、実行したら、スケジュール表に番号(① ②)を記入します。

- ●洞察実践22●回避・逃避行動のエクスポージャー法
- ●洞察実践23●価値崩壊行動の抑制・繰り延べ法
- ●洞察実践24●「今、ここ」の事実を自覚する視聴覚洞察法
- ●洞察実践25●社会生活のリハーサル行動

課題G ✳ 私独自の問題

新しい手法を学ぶのは、そろそろ終わりです。これからは、私独自の問題に、真剣に取り組む段階です。Fで選んだもの以外で、自分独自の問題(慢性、急性)のうち、解決、軽減したい重要なもの3件について改善計画を作成します。●洞察実践27●強い不快事象の受け入れ計画の実行を参照しながら、記録表B「私独自の問題と対策」の③〜⑤に記入して、改善対策を作って実行します。実行したらスケジュール表に番号(③ ④ ⑤)を記入します。

第8セッション

具体的な実践方法

●洞察実践21●
今、意志作用の実行（＝自己洞察）

　目覚め、寝具かたづけ、着替え、歯磨き、食事、掃除、歩く、立つ、乗り物に乗る、車の運転、人との会話、仕事、会議、授業、入浴、ひとりで休息、テレビを見る、読書、運動など、日常生活の行動中に、10回、20回、100回でも、今の行動が意志的行動であることを自覚していく。それが自己洞察を入れるということです。

　できるだけ多く、意志作用を自覚することが大切です。なぜなら「治りたい」という価値、願いが少しでも多く意識されれば改善が早まるからです。願いが意識されたら、その瞬間に、自己洞察を入れられるはずです。それができないということは、本音や思考が渦巻いていて、自分を見失っている状況であることが多いのです。

　こうした意志作用の自覚は、やがてごく短時間、瞬間的にできるようになります。ただし、課題の練習をしている間は、次の1～8のそれぞれに2、3秒かかるかもしれません。慣れていないので、やむをえないことです。しかし、現実の場面では、感情が起こってから、逃げる、暴力をふるうなどの価値崩壊の行動まで、1秒かそれより短い時間しかかかりません。ですから、より短時間で観察することを目標に、次のように実践しましょう。

1―行動中に、自己洞察の意志を起こします。
2―今、心にあるものに気づきます。
3―名前づけをします。見る、聞く、思考、感情、身体反応、症状、

欲求、建設的な決意など、心にある作用や本音に名前をつけます。思考の内容には、後悔、将来への不安、自己嫌悪、他者増悪、希死念慮、自殺念慮などがありそうです。
4─心にあるものが対象（作用が作り出した内容）であれば、自己の作用が作り出したものであり、自分と無関係に外にあるわけではない、と自覚します。
5─3の作用は4の対象のさらに奥、心の内側で働いていることを自覚します。たとえば、犬を見たら見る作用が働いている、人の声が意識されたら、聞く作用が働いているという具合です。同時に二つ以上の作用が働いていることが多いようです。見ていることを自覚している時には、見る作用と意志作用が働いています。対象は変化しても、それぞれの作用はいつも同じであることを自覚します。後悔、将来の不安、自己嫌悪、他者増悪、希死念慮、自殺念慮などの思考内容を作るのは、思考作用であることを確認します。
6─また、作用も対象も意識されないことがあることを観察します。たとえば、自動車を運転中に考え込んでいると、信号が変わったことに気づかず、目の前のものが見えていない、聞こえていない、ということがあります。
7─今、衝動的な行動や過剰な反応はしていないことを自覚します。建設的な行動を思い出して実行しています。このようなコントロールをしているのが意志作用であると自覚します。
8─本音（まさに今、働いている嫌悪、嫉妬、執着物への欲求、身構え、善悪判断、拒絶過敏性などの瞬間的な評価）が起きているかどうかを観察します。

●洞察実践22●
回避・逃避行動のエクスポージャー法
（自己洞察に基づく）

1―あなたの回避行動、逃避行動を列挙します。
　避けているか逃げることによって、仕事や社会生活が不自由になっているものです。
2―その回避・逃避行動のなかでどのような体験（意識作用）を嫌悪しているか明確にします。
　たとえば、何かを見たり聞いたりすること、思考、感情（不安、恐怖など）、身体的感覚（動悸、ふるえなど）、思い出し、行動（電車に乗ることやある場所に行くこと）など。
3―その体験を変化させようとしたり、制御しようとしたりする従来の試みが、効果的な解決法かどうか、これまでのトレーニングで得られた智慧で検討します。
　たとえば、感情や身体反応は制御しようとしてもすぐにはおさまらないものですが、それを抱えたままでも行動できるということを理解して訓練してきました。これまでのトレーニングを参考にしながら、改善方法の計画を立てます。
4―実行するのに、ほかの人の支援が必要であるならば、理由と計画内容を伝えて支援を求めます。
　たとえば、改善方法について助言してもらったり、その場に一緒に行ってもらうなど。
5―実際に、回避していた場面やものに少しずつ接近します。
　その時、不快な反応が起きても回避、逃避せずに、自分に起きていることを観察し続けます。回避し続けていては、自分にとって価値のある人生を実現することはできません。それよりも、たとえつらくてもしばらくの期間の挑戦で、乗り越える心を作ることのほうが重要だと認識しましょう。
6―5の実行が難しければ、少しずつ接近する段階的方法を試してみましょう。

たとえば、電車を避けていた場合、第１ステップは駅まで歩いて、自己洞察をしてみます。第２ステップは、乗れなくてもいいから駅のホームまで行きます。第３ステップは電車に乗ろうとしてみます。乗れなかったら週に何回か試みます。いずれも、心の様子を洞察します。第４ステップは、電車に乗って次の駅で降ります。はじめは一駅分だけ乗車し、何回か実行してうまくいったら、距離を延ばしていきます。

7──他の回避、逃避についても同様に実行します。

自然にできる機会を待つのではなく、これは、何月までに解消するというふうに、実行計画を立てて次々と解消していきます。実際に、重要な回避（たとえば電車やバスに乗れない、視線恐怖など）は、「これから半年から一年以内に解消する」などと計画を立てます。人が集まる場面を回避していた人は、わざわざ人の多い場所（患者家族会、喫茶店、図書館、ボランティア活動の場など）に行く機会を作り、その場で心の様子を観察し、不快さを受け入れて、留まり続ける練習をします。

※このエクスポージャー法を実行しようとしても、不安で実行できないと感じるならば、基本的スキルが不足しています。第７セッションの不快事象の受容の実践（142ページ）を強化しましょう。

●洞察実践23●
価値崩壊行動の抑制・繰り延べ法
（自己洞察法に基づく）

1──あなたの依存・強迫・嫌悪的行動を列挙します。

繰り返すために、社会生活を阻害し、自分や周囲の人を苦しめている行為です。暴言、暴力、自傷行為、過食、飲酒、買い物、パチンコ、愛のない異性との交際、鍵の確認、手洗い、まじない行為や儀式などです。

2 ― その行為のなかでどれが深刻であるか明確にして、解消計画の順位を決めます。
3 ― その行為を繰り返すことが効果的な解決法かどうかを、これまでのトレーニングで得られた智慧により検討します。
4 ― 次のいずれかの方法を実行します。
   a) その行動の回数を減らす。2回のうち1回は実行しない。
   b) 量を減らす。行動の時間を短くする。
   c) 行動してしまうことを、1分繰り延べる。5分、1時間、3時間と延長していく。その対象（食べ物、店、アルコール、壁、人、欲望など）をじっと見ているだけです。「ただ見る実践」で見ることを強く意識し、行動を抑制します。

   従来、刺激やストレスからすぐにその行為に走っていたでしょうが、違った反応を試します。不快で苦痛だとしても、何回でもチャレンジします。何度失敗しても、長期間、挑戦し続けます。試す頻度が多いと抑制の神経回路が活性化するからです。
5 ― 苦痛が起きたとしても、不快事象の受容の方法を実行します。
   最終的に、以前の行動をしてしまっても最初の頃はやむをえません。トレーニングを続けます。価値崩壊行動を続けていては、自分にとって価値のある人生を実現することはできません。たとえこの課題がつらくても、しばらくの期間の挑戦で、乗り越える心を作ることのほうが重要だと認識しましょう。
6 ― 何月までに、どの程度まで実行するという計画を立てて、他の問題行動についても次々と解消していきます。
   実際に、「これから半年から一年以内に改善する」などと計画を立てます。

※この抑制・繰り延べ法を実行しようとしても、苦痛が大きくて実行できないと感じるならば、基本的スキルが不足しています。第7セッションの不快事象の受容の実践（142ページ）を強化しましょう。

●洞察実践24●
「今、ここ」の事実を自覚する
視聴覚洞察法（自己洞察に基づく）

第1段階、基礎的トレーニング

●●●

　静かに座って、呼吸法を開始します。そして、目の前のもの（たたみ、壁、障子など）を真剣に見つめます。10〜20分、見ることから注意がそれないようにして続けます。それが「今、ここ（現在の安全な場所）」「眼前の事実」「自己の作用が作ったもの」であることを自覚しながら、次のことを確認します。

a) 真剣に見続けること。何かの刺激や思い出し、考えが起きても、つられていかないように、見ることからそれないようにしています。

b) 見ているものが過去ではなく現在の事実であること、また思考や予期したものではないことを自覚しています。

c) 「今、ここ」しかなく、過去も、過去の場所も、今はもうないことを自覚しています。

d) 見ることは、自己の作用であり、眼前のものは自己の作用が作ったものです。

e) 見ることに留まり続けることも、他のこと（思考や行動）に移ることも意志作用です。

　以上を実行中に、思考が起きていることに気づいたら、また、見ることや聞くことに意識を向けます。これが基本です。

第2段階、トラウマや問題行動の克服

●●●

　上記の基礎的な訓練を始めて数か月後、眼前の事実を直視し、過去・現在の区別がわかってきた段階で、トラウマに直接関連するものを目の前に置いて、あるいは、その場所に行って、しっかりと見る実践を行います。

Part 2 自己洞察瞑想療法の実践

1―呼吸法を行いながら、目の前のものを見ること、聞くことに努めます。それは過去のものではなく、現在のものであることを確認します。不安や恐怖などの感情が出てきたら、それは自分の感情であり、眼前のものの事実（視聴覚作用で作る）とは別のものであると自覚して、その感情がゆっくりと鎮まるのを見届けます。起きてくる感情がずっと同じ強さではないことを確認できるまで続けます。つらくなったら、何がつらいのか、想起か、そこからの思考か、感情か、身体反応かなど、正確に観察します。

2―もし日常生活のなかで、ふいに苦手なものが見えたり、現れたりした時には、練習したことを応用するチャンスです。眼前の事実を見ることから逃げない、避けないことを、短い時間でもチャレンジしてみます。

3―眼前の事実を直視することができるようになった段階で、自分のなかで非常につらいトラウマになっている出来事について、取り組みます。無理をせず、他の自己洞察のスキルも身について、これに取り組むことができるようになった段階（半年、一年後でも）でかまいません。

呼吸と眼前の事実をしっかりと見ながら、過去のトラウマを思い出します。目の前のものを見ることをやめずに、同時進行で、思い出し、感情や、動悸、ふるえなどの身体反応が起きたら、それらを自覚します。目の前のもの、思い出（つらい過去）、感情、身体反応を客観的に観察します。これらすべてが、自分のさまざまな作用が作ったものであると自覚します。トラウマの内容は過去に別の場所で起きたものであっても、作用は「今、ここ」で起きています。常に「今、ここ」です。トラウマの出来事は、現実には「今、ここ」にある事実ではなくて、自己の意識作用が作り出していることをよく観察します。そして、トラウマの思い出しが起きている最中にも、同時に目の前のものを見ることができ、呼吸法ができていることを自覚します。呼吸に意識を向けることで、不快なものをしばらく観察することができることを自覚します。

4―1～3を繰り返し実践しながら、次のことを自覚しましょう。つらい出来事が思い出されて、感情や身体反応が起きても、すぐに逃避、回避、衝動的行動に走らず、「今、ここ」で自分の願いを実現するための行動（学業、仕事、趣味など）は何かを考えることも可能なのだと。

5―視線恐怖がある人も同様に実践します。視線は現実には存在しません。ないものがあるかのように意識される幻覚と同じです。次のように実践します。

実際に、苦手な場である、たくさんの人がいる公共の場所、学校、喫茶店、駅、図書館などに行き、目の前のものを見ます。眼前の事実だと言い聞かせながら見ています。視線を感じたら幻覚だと言い聞かせながら、見ることを強く意識します。眼前のものを見る作用（＝外的視覚作用）と視線を意識する作用（＝内的思考）は別ものです。このように、見る訓練を毎日、長時間続けると、視線恐怖が軽くなるでしょう。

6―見る訓練以外にも、音を聞く、においを嗅ぐということも同様に応用実践します。過去のトラウマが音やにおいに関連する場合は、「今、ここ」にある現実の音、においにしっかりと意識を向け続けます。

7―過食などの依存行為、自傷行為を繰り返す場合にも、上記のように毎日、見る訓練をします。そして、行為への衝動や欲求が起きたら、眼前のものをしっかりと見ることに意識を向けます。数か月にわたって訓練を続けましょう。

●洞察実践25●
社会生活のリハーサル行動
（自己洞察に基づく）

社会生活に参加する機能を回復させるために、やさしいコミュニケーションの練習をしたり、自主的に機能向上の訓練を行ったり、支援

団体が提供する復帰支援プログラムに参加します。対話の多くない、身体的支援が中心となるようなボランティア活動から始めてみるのも効果的です。活動に参加した時に、そこで起きる人間関係、感情的な出来事などの不快事象の受容は、将来のためのコミュニケーションの練習になるはずです。

　また、重要な人物との関係がそこなわれている場合、修復を考えてみましょう。過去の経緯から対人関係を断るなど、積極的でなかったかもしれません。これまでの自己洞察のトレーニングによって、自分の本音や反応パターンに問題があったことに気づいたのであれば、関係改善のための行動をとりましょう。過去のわだかまりを捨てて、新しい反応パターンを選ぶことで幸福になるケースが多いのです。

　以上のような、これまでとは違う新たな行動に一歩踏み出そうとした時に、それを回避しようとするならば、自分の心の作用を洞察します。ここで回避した場合の、価値・願いの崩壊について考えます。そして、計画を立てて、勇気を出して行動に移します。

●洞察実践26●
希死念慮、自殺念慮の克服実践

1——希死念慮、自殺念慮は、真の自分の願いではないと確認します。
2——それを繰り返したために、刺激で呼び起こされた神経生理学的反応であると理解します。
3——一時的な連鎖であることを思い出して実行はとどめて、次のように呼吸法、自己洞察を行いましょう。
　ただ、見えるもの、聞こえるもの、症状などの感覚に意識を向けます。直接経験のみです。過去はすでになく未来はまだなく、現在の事象が次々と現れて消えていきます。今、目の前に「死はありません」。「死にたい」というのは真の自己ではない、意識的な自己による考えであり、事実ではなく思考されたものにすぎません。「死にたい」という思考も現れては、消えます。また現れて、

また消えていきます。それを観察します。自分の頭で考えたことを重視せずに、活発に働く生命現象にまかせておきます。

自分の命を生かそうとして、肺、心臓、脳などあらゆる臓器を動かす大いなる力が働いています。そういう大きな力に反抗するのが自殺の考えです。不安や恐怖の感情にくらまされた判断で、かけがえのない自己を抹殺してはならないのです。

4─やがて、希死念慮、自殺念慮は必ず消失します（病気が治らない限り一時的ですが）。

5─心が鎮まったら、病気の根本的な改善に向けて、課題に取り組みます。必ず治そうという願いと意欲を起こすのです。死にたい思いが何度出てきても、思いは永遠に消えていきます。意志を起こし課題や行動に移ります。

●洞察実践27●
強い不快事象の受け入れ計画の実行

1─今、特につらいと感じることについての対処法を計画して実行します。例を参考にして、記録表B「私独自の問題と対策」につらいことを三つ記入します。

〈例〉「　　」→つらいこと（　　）→これまでの態度、行動
a)「過去の出来事や職場のこと、先ほどのことを考えて苦しい」
　（すごく落ち込む、何かをする）
b)「気分が悪い」（寝る、または、食べる、否定的なことを考える）
c)「発作が起きる」（つらいつらいと考える）
d)「苦手なことに出遭う」（逃げる、または、まぎらす）
e)「意欲がないことに気づく」（だめだと考える、または、寝る）
f)「人と話した後、人の幸福な話を聞いた後で、考え込む」
　（すごく落ち込む、起き上がれなくなる）

2─もし、そのつらいことが起きたら、次はこのように対処しようという新しい反応パターンを決めておき、「行動計画・対処法」に

第8セッション

記入します。次の候補があります。

a) もう過去はないのだ、こだわらずに、新しく生きよう、と行動する。
b) 先（未来）のことを考えることをやめて、今できることを行う。
c) 立ち上がって、行動する。
d) 呼吸法を行う。
e) すぐに行動せず、できるだけ引き延ばしてみる。
f) 運動をする、散歩に行く、仕事をするなど。

3―実際につらいことが起きた時、ABCDのどれに当てはまるか、「スケジュール表」のコメント欄に記録します。

A 新しい行動計画を思い出そうとしたが、思い出せなかった。
B 計画を思い出して、やろうとしたが、結果としてできなかった。いつもの行動をとった。
C 計画どおり新しい反応ができた。または、類似の行動ができて、満足した。
D 計画のことをまったく思いもせず、従来と同じ反応パターンであった。

◆洞察を深める実践17◆
呼吸法のなかで意志作用を自覚

　これまで、呼吸法のなかでの自己洞察法は、第5セッションの洞察を深める実践8「自己洞察を入れる（要約法）」(106ページ)を中心に行ってきましたが、これからは、次の方法で実行しましょう。

1―呼吸法をしながら、目の前に見えるもの、聞こえる音を心に包み映します。たたみ、障子、壁など、目の前に見えるものは、見るという作用が作ったイメージ（映像）です。聞こえる音は聞くという作用が作った響きです。

2―次に、作用を自覚します。見えるもの（対象）の奥で見る作用が働いています。音の奥で音を作る作用が働いています。対象に意識を向けたり、作用に意識を向けたりして、違いをよく洞察します。対象はさまざまに変化しますが、それぞれの作用はいつも同じです。対象も作用も自分の心の中に包まれています。

3―時々、思い出し（想起）や思考が起きてきます。その内容は想起、思考という作用が作ったものです。さまざまに変化する内容と、それを作り出す作用を区別して観察します。

4―感情が起きていることに気づくかもしれません。それが思考の結果、生まれたものであることも観察します。今、たとえ不快であっても、呼吸法（自己洞察法）を続けることができていれば、今まさにそこに意志作用が働いているのです。自分の価値実現のための行動をしているということです。

5―「今、ここ」の自己の心ですべてを包み受け入れているという意志作用が働いていますが、それは思考作用とは違うということをしっかり観察します。

6―意志作用として呼吸法を続けることは、価値実現、目的達成の願いが基礎になっていることをしっかりと自覚します。何のために、このような実践をしているのかと言えば、自分の問題解決の

ために効果がありそうだという目的意識があるからです。呼吸法、自己洞察法を実行しているのは、まさに意志の実行であると自覚しながら実践を続けます。

7―呼吸法をやめて立ち上がりたいという欲求を自覚するのも意志作用です。すぐにやめないで「もう少し続けよう」と別の行動に移ることを抑制するのも、意志作用です。それを自覚して呼吸法を続けるか、別の行動に移るか決めます。

8―呼吸法を実行している最中にも、さまざまな作用の内容に影響を及ぼす微妙な嫌悪、欲求などの本音が働くかもしれませんが、それも観察して名前づけします。

※心の病気の場合は、思考が暴走するので、必要な時にはいつでも思考を中断できるスキルを向上させておく必要があります。呼吸法を行う時に、思考が始まったら観察して、それを止めることを試みます。

◆洞察を深める実践18◆
連鎖解消の自覚

呼吸法の時や日常生活の行動中に、次の実践を繰り返して、「受容」（第7セッション）と「連鎖の解消」（第8セッション）の深い意味を知ります。自分にとって不快なことでも必然の事実であり、それを意識した時には、すでに自分の心に入り込んで受容しているのです。そして、たとえつらくても自由な意志により行動する足がかりができます。苦痛があっても、価値実現の行動を行うことが、連鎖の解消につながるのです。

1―呼吸法のなかで、次のことを確認します。

　a）苦悩の連鎖の解放を確信する呼吸法（連鎖解消確信）
　何かつらいこと（思考、感情、対人葛藤、症状、発作、思い出しなど）が起きても、すぐに呼吸に意識を強く向ければ、つらい連

鎖を断つことができることを自覚します。そこに意志作用が働いています。呼吸法をしていると、従来の不毛な結果となる行動をしなくてすむことを自覚できます。

b）つらい出来事を受容して連鎖解消を実行する呼吸法（実際出来事の連鎖解消）

夕方や寝る前の呼吸法で、その日にあったいやな出来事、つらいことについて思考を重ねて落ち込んだりしていない（受容と連鎖解消）ことを確認します。呼吸法はつらい連鎖を解消します。今日のつらいことを明日には持ち越さないと決意しながら呼吸法を続けます。朝、呼吸法を行う時には、昨日のつらい出来事を持ち越していないことを確認し、もしむしかえしているのなら、この場限りで連鎖を解消すると決意しながら呼吸法を続けます。

2—日常生活の行動中に、1～5秒程度で、次のことを時々確認します。

a）苦悩の連鎖からの解放を確信する（連鎖解消確信）

何かつらいことが起きても、逃避、依存行為などの価値崩壊の反応パターンをとるか、価値実現の反応パターンをとるかは、自分の意志次第だということを瞬間的に自覚します。呼吸に意識を強く向けるのも一つの方法です。冷静になって、自分の願いを思い出すことも重要です。この瞬間に、自分を苦しめる結果となる行動をするか、不快であっても価値実現の行為をするか、自分にまかされていると言い聞かせます。

b）大きなつらい出来事を受容して連鎖を解消する（実際出来事の連鎖解消）

感情が高まって、まさに、いつもの反応（逃避、回避、依存、暴言、自傷など）をしようとした時、価値崩壊の反応パターンをとれば問題行動や病気からは解放されないと抑制し、価値実現の反応パターンを実行しようと努めます。何度失敗しても試します。

第8セッション

Part 2 自己洞察瞑想療法の実践

マインドフルネスでうつが治った！

● 事例4 ●
不安の強い非定型うつ病も
毎日60分の呼吸法の実践により順調に回復

Dさん・非定型うつ病（30代女性）

問題の経過
職場の人間関係に悩んで、不眠に。クリニックに通い、薬を服用しましたが、うつ病の症状がひどくなって退職。その後も体調がすぐれず、二年たっても治らないので、当研究所を訪れました。

Dさんはうつ病の母のもと、不安の多い環境で育ちました。自分は結婚もできて、この時の発病まで心の病気にはならなかったけれど、心が弱いと感じていたようです。

開始時点の症状
過眠、過食の症状はありませんでしたが、鉛様麻痺感やフラッシュバック、悪夢、拒絶過敏性など非定型うつ病の特徴がみられました。抑うつ症状、興味への関心、喜びの低下、疲労感、無価値感、希死念慮・自殺念慮などの症状が強く、頭・のど・胸・胃などの痛みや下痢など、身体症状も目立ちました。そのほか、不安過敏からの症状で、美容院に行けない、ひとりで部屋にいるのが怖い、電車が怖いなどもありました。

カウンセリングの回数
個人面談3回、グループセッション14回、月1回程度の日記への助言13回。支援期間は通算一年二か月。

カウンセリング経過
Dさんは第10セッションまでグループセッションに参加。その後も課題を継続しながら、セッションに参加し続け、日記のやりとりも続けました。呼吸法は、はじめは20分くらいでしたが、次第に長くできるようになり、半年後からは毎日60分前後続けていました。

▼

八か月経過した頃、うつ病の症状はかなり改善し、痛みや下痢などの身体症状も軽くなったので、減薬を開始。不安過敏からの症状についても、美容院に行くことができ、ひとりで部屋にいるのが怖い、電車が怖いなども軽減されました。その後、三か月かけて抗うつ薬はゼロになり、胃の痛みも消えました。

▼

自己洞察瞑想療法を始めてから一年二か月。睡眠導入剤をやめて、すべて断薬することができました。パートでの就職も決まり、この時点で支援を終結。

それから一年後、元気で働いているとの連絡がありました。

もともと不安過敏だった人がストレスを強く受けると、非定型うつ病になりやすいようです。Dさんもそのひとりでしたが、この心理療法の課題を実践することで、不快なことを受容するスキルが向上し、治癒につながりました。

第8セッション

第9セッション
生きる智慧

第9セッションの課題では……

課題A ✻ 起床時刻
　── 毎朝、7時までに起きよう

課題B ✻ 運動・活動
　── 毎日、30分くらいの運動をしよう

課題C ✻ 呼吸法（自己洞察を含む）
　── 心の奥のしっかりとした自分を感じよう

課題D ✻ 行動時自己洞察
　── 深い智慧で意志的行動をしよう

課題E ✻ 過去なく未来なく現在のみ実在
　── 今しかないことを確認しよう

課題F ✻ 考えられた自己の解放
　── 頭で考えた自分を手放そう

課題G ✻ 私独自の問題
　── 自分の問題について計画的に改善しよう

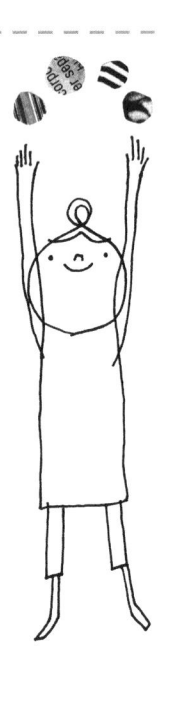

188ページからの課題と実践を行う前に、第9セッションで学ぶポイントを「四つの智慧と叡智的自己」「意識的自己の解放」「直観的な叡智の開発」「現前の事実を受け入れて今に生きる」の四つに分けて解説します。ひととおり読んでから課題に取り組みましょう。

ポイント1

四つの智慧と叡智的自己

　人は「今、ここ」しか生きることができません。「今、ここ」において価値実現の行動をすることが求められます。「今、ここ」における自己のさまざまな精神作用を統合して、自分の長期的な願いに沿った方向で行動することが意志作用です。たとえ心の病気であっても、自己について新しい意味を見いだす無評価の智慧が働くと、苦悩を見る目が違ってきます。そして、無評価の智慧の習熟を重ねていくと、直観的な叡智が開発されます。ここでは、今後もいろいろなことがある人生を生き抜くための重要な智慧を身につけていきます。

1　四つの智慧

　四つの智慧について理解することは、問題の早期解決に役に立つでしょう。

1 ● 苦悩の智慧

　表面的な思考や感情、衝動に支配されて判断する智慧です。それによって、短期的には苦痛を軽減、回避できますが、長期的には社会生活が阻害されてさらに苦痛が生じます。価値崩壊の反応パターンにつながるものです。

2 ● 合理的な智慧

　自己の信念、信条、立場、仮説に基づいて論理的に考えて判断する智慧です。たとえば精神疾患のさまざまな病理論、治療理論なども合

理的であり理解できる知識であり、人によっては効果があります。しかし、ストレスや苦悩が限度を超える場合には、効果がないこともあり、解決しないケースもあります。自己洞察瞑想療法も理論を学習する限りにおいては、ここに留まっています。

3 ● 無評価の智慧

「今、ここ」における直接的な経験を、独断的・自己中心的な評価(本音)に影響されずに体験して自己について新しい意味を洞察する智慧です。無評価で見る課題の実践によってこの智慧が身につきます。

4 ● 直観的な叡智

目の前に見えるものや音などを、自己と一つであるとみることを「直観」といいます。直観的な叡智とは、自己が世界の中にあり、世界が自己の中にあると自覚して実践的に行動する智慧です(132ページの図5を参照)。心の一番奥はすべてを自己自身の内に映す鏡のような場所であると自覚します。すべてのものが対立的に自己の外にあるのではなくて、自己の内にあるという見方です。環境世界はすべて自己の心の内にあることになります。トレーニングによって直観的な叡智が開発されると、苦悩が違う意味を持ちます。

以上の四つの智慧について、「合理的な智慧と実践的直観的な叡智」のなかで、実際にそれぞれの違いを確かめてみましょう。

> ◆ 洞察を深める実践19 ◆
> 合理的な智慧と実践的直観的な叡智 (→192ページ)

2 本音と真剣に向き合う

本音が自分の思考、行動、発作に強く影響している場合には、それと真剣に向き合わなければ、症状や問題行動が改善しません。「本音と真剣に向き合う」を参考に、自分の本音から目をそらすことなく自覚して、改善のための対策を立てましょう。そして実践します。

◆ 洞察を深める実践20 ◆ 本音と真剣に向き合う
（→193ページ）

ポイント2

意識的自己の解放

　四つの智慧から考えてみると、「自分とはこういうものである」とする自己像、自己の見方は考えられた自己にすぎません。それは浅い立場の思考によって作られた概念であって、生命そのもの、深い自己存在ではありませんので、考えられた自己（意識的自己）を解放しましょう。対して、「意志的自己」とは、そのような思考さえも停止して、建設的な行動ができ、生きていることの不思議さに感謝することもできるものです。

　自己についての見方を深めて、自分はこんなにつまらない人間だと考えることをやめましょう。

a)「こんな自分はいやだ」（自己嫌悪）
b)「私は価値がない」（自己の無価値感）
c)「私はだめな人間だ」「私はつまらない人間だ」（低い自己評価）
d)「こんな自分は消えるしかない」「自分は死ぬしかない」（希死念慮、自殺念慮）

　a)〜d)のように、考えられた自己像は真の自己ではないことを冷静に洞察します。単に頭で理解するのではありません。呼吸法のなかで、「今、ここ」に現在進行形で起きている事実を心に包み映して自覚するのが「洞察」です。

　自己否定的な考えが出てくるのは、先行するつらい症状があるからでしょう。しかし、それは、病気の一時的な症状であり、病気がよくなれば消滅するものです。自分という人間の存在自体が傷ついているのではありません。就職できていない、働くことができないという状

第9セッション

態であっても、それは人間の存在そのものに関わることではありません。人間の存在そのもの、生命とは、嫌悪や否定する対象にはなりえないのです。自己という存在は、そういう考えられた部分的なことだけで、存在そのものを把握することはできません。

対象として考えた自己を手放すために、「考えられた自己（意識的自己）の解放」の実践を行いましょう。自己嫌悪、低い自己評価、希死念慮などの思考が渦巻く時の、前後関係をよく洞察します。

◆ 洞察を深める実践21 ◆ 考えられた自己
（意識的自己）の解放（→194ページ）

ポイント3

直観的な叡智の開発

考えられた自己（意識的自己）よりもさらに深い見方があります。それは意識されるものすべてが自分の心の内奥にあるという「直観的な叡智」です。

直観的な叡智については、すでにポイント1で学びましたが、ここではさらに深めていきましょう。直観的な叡智が身につくと、必然として起きる不快事象を心で包みながら、自分はそのなかで自由な意志を行使して環境を作り変えていくことができる、という自己信頼が得られます。すると、苦悩（感情、症状や低い自己評価など）の意味が変化して苦痛が軽減します。直観的な叡智は、自己が関わる他者の苦しみまでも自分の心に映して、それを自己の苦しみとして共感する智慧ともなるものです。

1 観察する自分、器としての自分の体験

「器・鏡のように包み映す場所」の実践で、さまざまなことが生滅する心の内奥を体験しましょう。それは無評価の智慧、直観的な叡智が

働くのを自覚する体験です。自分は水ではなく川であり、またすべてを映す鏡です。自分とはつらい悩みそのものではなく、器のようにそれを包む空間、場所なのです。自分と悩みとの間に距離があることを知りましょう。

> ◆ 洞察を深める実践22 ◆ 器・鏡のように
> 　包み映す場所（器の瞑想、鏡の瞑想）（→195ページ）

2　鏡の自己洞察法を繰り返して、平穏な内奥を体験

　第9セッション以降は、呼吸法、自己洞察法の実践は、「器・鏡のように包み映す場所」（鏡の瞑想法ともいう）で行いましょう。他の方法、たとえば第8セッションの洞察を深める実践17（175ページ）なども、器、鏡のような場所を意識しながら行います。

　この自己洞察法で、さまざまな心理作用および対象をそのまま受け入れて、観察します。心の中で器のように包み、鏡のように映して自覚しているのが自分です。流れゆく事象（対象）を自分と混同して自分を否定、批判するようなことをせず、無評価で観察します。たとえ不快なものでも、今の瞬間にあるもののすべてをあるがままに映しているのですから、徹底的な受容です。その状況下で、穏やかな内奥を体験します。

　これが実感として得られれば、精神的にはカウンセラーや親、配偶者にも依存しない自分でいることが可能です。困ったことが起こった時も、この自己洞察法で体験した穏やかな内奥を自覚して、冷静に問題を観察して、自由な意志による建設的な行動ができます。それは一瞬一瞬において、自己の願いや人生の価値を崩壊させない行動です。このように、直観的な叡智を足がかりとして、人生を切り抜けていくことができるのです。

Part 2 自己洞察瞑想療法の実践

ポイント4
現前の事実を受け入れて今に生きる

1 過去も未来も映す鏡

「直観的な叡智」は、机上の学習や理解だけでは、現実には動き出しません。直観的な叡智がいきいきと働くように、自己洞察の実践を繰り返し行います。「過去も未来も現在の鏡に映る」の実践で、直観的な叡智の習得と、その視点から現実の苦悩の実態を見直しましょう。

> ◆ 洞察を深める実践23 ◆ 過去も未来も現在の鏡に映る
> （→198ページ）

2 映される過去も未来も今

心に映される過去はすでに実在せず、映される未来はまだ実在せず、現在のみということを「過去なく未来なく現在のみ実在」の実践で洞察しましょう。

> ◆ 洞察を深める実践24 ◆ 過去なく未来なく
> 現在のみ実在 （→199ページ）

3 「今、ここ」に安住できる内奥の場所

思いついた時やつらいことが起きた時に、「安住する場を感じる呼吸法」を実践しましょう。自然の呼吸観察法でもゆっくり呼吸法でも、どちらでもかまいません。30秒から1分の短い時間でいいでしょう。そうすると、自分は変わります。呼吸法をしている時、すでにいつもとは違う自分なのです。短い時間でも心が安らいでいる自分を感じるはずです。

過呼吸の症状が起きる人も、まず、発作が起きていない時に、これを何度も実行します。そうすると、自分への信頼が増してきます。発作を恐れることもなくなるでしょう。もし、発作が起きて、呼吸が速くなったとしても、それをしっかりと観察します。嵐が過ぎ去るのを、従来と違う態度で観察できるはずです。

● 洞察実践28 ● 安住する場を感じる呼吸法
（→190ページ）

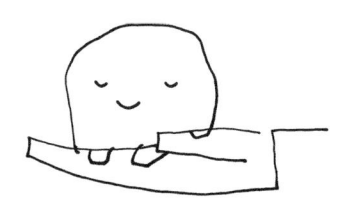

第9セッションの課題

★ 181ページからの解説をひととおり読んだ上で、実際に今日から一か月の間、次のA〜Gの課題を実践していきましょう。

★ 巻末の「スケジュール表」をコピーして、実践した内容、回数・時間、コメントなどを毎日記録します。「スケジュール表」の課題Eに「現在のみ実在」と記入し、Fに「考えられた自己の解放」と記入して使用してください。

課題A✳起床時刻

先月と同じです。

課題B✳運動・活動

先月と同じです。

課題C✳呼吸法（自己洞察を含む）

呼吸法を行う毎日の目標時間を決めて、1〜6を実践しましょう。

1―呼吸法を行う前か後に、◆**洞察を深める実践19**◆**合理的な智慧と実践的直観的な叡智**を読んで、理論の理解とそれを実現できることとは違うことを自覚します。何日か読んで、心の底から納得できたら、このステップを省略します。

2―◆**洞察を深める実践22**◆**器・鏡のように包み映す場所**
基本的にこの方法で目標の時間（20〜60分）を実行します。呼吸法を行いながら、「器」または「鏡」である自己を体験してください。実行したら、「器」または「鏡」と記入します。

3―●**洞察実践28**●**安住する場を感じる呼吸法**を行います。

4―◆**洞察を深める実践21**◆**考えられた自己（意識的自己）の解放**
自分への否定的なイメージを持っていたら、これに取り組みます。

5―◆**洞察を深める実践20**◆**本音と真剣に向き合う**
課題に真剣になれない、症状や問題が改善しない、不快さを受容

できないなどがあれば、真剣に向き合っていない本音がないか、呼吸法のなかで探求します。

6―呼吸法の時間を数分さいて、次のどちらかを行います。

　　◆洞察を深める実践23◆ 過去も未来も現在の鏡に映る
　　◆洞察を深める実践24◆ 過去なく未来なく現在のみ実在

課題D ✱ 行動時自己洞察＝「自己洞察を入れる」

　日常生活の行動中に、何回も「自己洞察」を入れてください。●洞察実践21● 今、意志作用の実行（→164ページ）の方法で行います。20回以上実践したら〇、少しできたら△、できなかったら×と記入します。そのほか、次の二つも実行します。

1―◆洞察を深める実践22◆ 器・鏡のように包み映す場所
　　行動中にも、心の内奥に広がる自己を器、鏡として意識します。
2―◆洞察を深める実践20◆ 本音と真剣に向き合う
　　行動中にも、考えや行動をリードしている本音と向き合います。

課題E ✱ 過去なく未来なく現在のみ実在

　◆洞察を深める実践24◆ です。呼吸法以外の時間で、何か過去や未来のことを考えた時、すべてが現在のみであることを確認します。実行したら〇、できなかったら×と記入します。

課題F ✱ 考えられた自己の解放

　呼吸法以外の時間に、◆洞察を深める実践21◆ 考えられた自己（意識的自己）の解放 を読んで、考えた内容としての自己は、思考作用の作ったものであり、本当の自分ではないことを心底納得してください。自己否定、自己嫌悪、低い自己評価の思考をしていることに気づいた時には、「症状を悪化させるだけだ」と理解して、すぐにストップしましょう。実行したら〇、できなかったら×と記入します。

課題G ✱ 私独自の問題

　先月と同じです（第8セッションポイント4参照）。

具体的な実践方法

●洞察実践28●
安住する場を感じる呼吸法

　自己の心の深いところに、すべてを受け入れて常に安定している場があります。そのような安心できる感じを味わう呼吸法です。

1―呼吸に注意を向けます。息が入って、出ていきます。常に呼吸が流れています。

2―呼吸の流れを見失わずに、ほかに何が意識されるか観察します。たとえば目の前のものが見えます。見えるものが心に映っています。何か音が聞こえます。心の中に音があります。

　「こうして座って呼吸法をしている」と自分の様子を観察することもできます。イライラや不安、痛み、つらい感情があるかもしれません。それらもすべて自分の心の中です。呼吸とともにあることができます。過去のこと、将来のこと、自分のことについての何か「考え」が浮かぶかもしれません。そして消えていきます。考えの内容は次々と変わり、固定したものはありません。「何かをしたい」という衝動、欲求があれば、それも観察します。

3―今の瞬間に起きているすべてのことに気づいています。呼吸に意識を向けながら、同時にさまざまなことが流れていきます。すべてのものを無評価で観察しています。好きも嫌いもなく、行動に移ることもなく、ただいろいろなものがあることを観察しています。そういう観察ができる自分があります。呼吸は現在であり、苦悩を生むものではないので、それに意識を向けることで、なん

とか平静にしていられます。

現在の呼吸にすべてが包まれています。そのなかで、さまざまなことが現れては消えていきます。イライラも不安も、痛みも、つらい気分も、ただ、ありのままの姿があります。好き、嫌い、いやだ、なくなってしまえ、というような自分が評価する前のなまの姿です。

4──自分の心の一段と深いところを観察します。内容（対象）ではなく、作用を観察しましょう。内容は、自分自身ではありません。さまざまな作用を観察する意志作用もあります。意志作用は自分の目的と結びついているので、本当の自分自身に近いものです。観察する心はゆらいでいません。さわぐのは思考です。よく観察すると心が安定します。

5──いつでも呼吸と安心があります。このように、呼吸に包まれて、しばらく観察することができます。まぎらし行動やつらいと言ってさわぐなど、ひどい状況に陥ることなく、しばらく、安定した時間を過ごすことができます。「さまざまなものを観察できる自分がある」「大丈夫な自分がある」と思えませんか。呼吸に包まれたなかで、「大丈夫だ」と思いましょう。短い時間、瞬間でも、いつでも、このような自分を感じることができるのです。「呼吸とともにある安定した自分」です。

6──見えるもの、音、考え、欲求など、さまざまに動くものを包む場所があると感じられます。深く観察しましょう。不快事象も思考もすべてを包み込んで映す鏡のような働きの場所ですから、しっかりと安定しています。将棋盤、碁盤のような場所です。その上で戦いがあったとしても、盤はびくともしません。自己の内奥は安定しています。安心して、悩みましょう。そして自由な意志で自己実現のための行動を起こしましょう。

◆洞察を深める実践19◆
合理的な智慧と実践的直観的な叡智

　具体的に自分の悩みへの対処方法として、四つの智慧の違いを観察してみましょう。

1―自分の抱える悩みのうちつらいものを挙げてみます。たとえば不安が起きるのでいろいろなことを避ける、拒絶過敏性、頭が回転しない……など。

　その苦痛をやわらげるために、何かしているとしたら、それは「苦悩の智慧」です。何かをすることで苦痛を軽減できたとしても、根本的な解決にはなっていません。そしてもっと大きい苦悩（復帰できない、就職できない、電車に乗れないなど）を感じているはずです。とっている対策は、その場しのぎの、未来に向かって希望のない智慧ですから、苦悩の智慧です。

2―1の悩みについて、根本的に解決する方法が本に書いてあったり、心理カウンセラーが「考え方を変えればよい。不安があっても行動すればいい」などと教えてくれたりします。これは、もっともな説ですし、合理的です。この心理療法でも脳神経生理学的なことまで説明してこうすればいいと具体的な治療方法を伝えています。それぞれの療法において、合理的な治療理論と手法をそなえています。このようなものが「合理的な智慧」です。しかし、その通りに実行しないと、自分の悩みは解決しません。

3―呼吸法のなかで、本音を出さずに、静かに自己洞察の実践をしてみますと、その時だけでも、心が穏やかになっており、衝動的な行為をしないですんでいることがわかります。そこに「無評価の智慧」が働いています。ところが、まだ根本的に救われたという気がしません。つまり、2で自己洞察瞑想療法を学習して、意志作用を活性化すれば治るという理屈がわかったとしても、ここで無評価の智慧を広く働かせて、実際に意志的行動ができる（意志

的な智慧を獲得）ようにならないと、現実の問題は解決しないのです。

4─さらに自己洞察を深めて、意志作用もその対象となるすべての作用と対象も、自己の心で包んでいる、すなわち、世界を自己の内に、自己を世界の内に見る直観によって行動していくのが「直観的な叡智」です。世界と自己を一つと見るならば、エゴイズム的、主観的、独断的、自己中心的な見方は隠れていきます。自己を没してあるがままに見ることを実践すればするほど徹底していきます。この本を読むだけでは、直観的な叡智は働きません。今から今へと移りゆく瞬間において、「今、ここ」で、現在進行形で価値実現のために行動できる智慧が直観的な叡智です。

◆洞察を深める実践20◆
本音と真剣に向き合う

次の三つの質問を通して、本音と向き合いましょう。
Q1　まだ自覚していない、隠された本音があるのではないですか。
Q2　うすうす感じてはいたが、真剣に見つめようとしてこなかった本音がありませんか。
Q3　本音を自覚していても、真剣に改善のための対策をしていないことはありませんか。

Q1がもっとも深刻です。自分が自覚しない限り、対策をとれるはずがありませんから、現状のまま不遇な状況が続くでしょう。

他者、特に親への甘え、依存も本音です。甘えによって、今、真剣になっていないことがありませんか。もし、その人があなたを支えきれなくなったらどうしますか。明日そうなるかもしれませんし、数年後かもしれません。その時になったら、真剣になると言うのなら、な

ぜ、今そうしないのでしょうか。

　また、治る可能性があるのに、あきらめてしまったり、自己への不信、心理療法への不信、他者への責任転嫁をしているようでは治りません。そこには、無知、勉強不足、やる気のなさ、願いの放棄（絶望）、怠慢などの本音がありませんか。

　課題の実践が面倒であると感じて、やめたくなるところにも本音があります。この心理療法は、受験勉強やスポーツなどと同様に、長期間コツコツと実践を重ねることが大事なのです。自己洞察をしながら価値実現の反応パターンを毎日繰り返し、習慣化されるまでに熟練する必要があります。そのことを忘れて一時的逃避的な安楽を求めて、従来の反応パターンを繰り返すならば、そこには、いろいろな本音がありませんか。

　課題の実行や自己を真剣に洞察することをしない、意志的行動をしないということの背景に、真剣に向き合っていないという本音はありませんか。習得すべき自己洞察法はもう少なくなりました。目をそらすことなく、本音に向き合っていくことが大切です。

◆洞察を深める実践21◆
考えられた自己（意識的自己）の解放

1―病気の症状や今の状況などの事実を知ろうとして把握の思考に入ることがあるかもしれません。これは、自己を嫌悪し否定する思考につながります。
2―事実がそのように感じられても、嫌悪的な思考にとらわれていると、不快な感情から、身体反応や発作が起きるなど、状況はさらに悪化してしまいます。そのことを「嫌悪的思考」の結果として推測します。事実を意識した時、または、嫌悪的思考に入り始めた初期段階で気づいて、「これは真の自己ではない」と、自己否定・

嫌悪の思考の循環に入るのを止めます。そして価値実現のこと（改善効果のある課題や仕事、会話など）に意識を移します。
3―自己嫌悪、低い自己評価の思考に気づいたらすぐにやめることを繰り返していると、やがて不快な症状や感覚が軽くなります。つらい感情が急に起きることも少なくなります。症状やつらい感情が軽くなることで、自己嫌悪、低い自己評価の思考はさらに少なくなります。つまり、価値実現の反応パターンが習慣化されてきます。
4―いつのまにか、自己嫌悪、低い自己評価、希死念慮や自殺念慮の思考に入るという状況が多いのであれば、それは目前の価値実現のことに意識を向ける意志作用が弱いのです。目前のことに意識を向け続けること、自己洞察を入れる訓練を一日に何度も行います。それを何週間か復習してから、思考に気づき、解放するトレーニングを行いましょう。貴重な生命活動の一瞬一瞬において自分を苦しめる思考ではなくて、自分を成長させることに使います。

◆洞察を深める実践22◆
器・鏡のように包み映す場所
（器の瞑想、鏡の瞑想）

1―ゆっくり呼吸法をします。30秒ほど、呼吸に意識を向けています。
2―次に、体の感覚（作用）に意識を向けます。あたたかい、かゆい、圧迫感がある、血管が脈打っている、心臓のドキドキ、呼吸によってどこかが動いている、など。それらが、器としての心に入っていると感じます。そして鏡のように映像を映しているとイメージします（30秒ほど観察）。
3―何か考えが浮かびますか。いろいろな考えが浮かぶかもしれませ

ん。それらは思考作用が作り出す言葉の流れです。それが器として の心に入ってきている、鏡のように言葉を映しているとイメージします（30秒ほど観察）。

4―次に音に意識を向けます。自動車の音、鳥の声、人の話し声など。これらは聞くという作用が作り出す対象です。音声を作り聞く作用が働いています。聞くという瞬間に対象と作用があります。その対象と作用をともに包んでいる器と、音を響かせている拡声器のようなものがあるとイメージします。自分の心の中に音があるような感じを体験してみましょう。自分の心が音を包み込んでいる、そして、音を映して（意識して）います（30秒ほど）。

5―過去のことを思い出してみましょう。中学校の頃のことを思い出してみます。建物、先生、級友の顔などが浮かびます。自分は、その時、そこにいてそれを見ていました。過去のことです。過去が今、自分の心の中にあります。「今、ここ」の自己の中に過去が器のように包まれています。過去が、「今、ここ」の自己の中に鏡のように映っています（30秒ほど）。

6―最近、困ったことやつらく感情的になった出来事を思い出してみます。自分は、その時、そこにいて、見て、聞いて、感じていました。怒ったのですか、あわてたのでしょうか。また、何を考えましたか。その時に、見たこと、考えたこと、感情などが自分の心の中に起きて、そして消えました。今、それを思い出して考えています。過去が自己の器の中に包まれ、鏡に映されました。過去は思い出すという今の作用が働く時だけ心の鏡に映るのです。そして、今はここにいます。自分は、過去に、そこにいましたが、今は、ここにいます。過去に、観察する自己、見るもの聞くものを受け入れた器としての自己があったように、今もあります。うれしいこと、つらいこと、いろいろなことが器の中に入り消えていきました。でも観察する作用はずっとありました。今も変わらず、すべてを受け入れる器、鏡のように映し観察する働きがあり

ます。これは変わっていません。こうしたことを信じるのではありません。体験するのです（30秒ほど）。

自分という固定したものがあると言っているわけではありません。ただ、意識されるものが外にではなくて、内奥にあるという親密な感じがあります。事実であるかどうか考え、議論するのはやめましょう。議論では、心理的苦悩は軽くならないのです。問題、疾患は解決しないのです。一方、このような実体験は、神経生理学的影響をもたらして、症状の一部が軽くなるなど、苦悩を軽減します。

7─目の前のものを見ます。目の前のものを「今、見ている」と観察している働きがあります（10秒ほど観察）。次に、その目の前のものが自分の中にあると実感できませんか。それは器であり鏡でもある心がないと現れません。器のようにこれを受け入れている心と、鏡として映している働き。内奥の場所は、影像、音、感覚、感情などすべてを包み映しています（30秒ほど観察）。

8─また、心は芝居の舞台のようでもあります。舞台の上で役者が動きます。舞台としての心を体験してみましょう。あるいは、心を大きな海だと感じてみます。海面には、小さな波、大きな波が立っています。自分は大きな海全体。こんな体験を味わってみましょう。器、鏡でも、舞台、海でも、どれでもいいです。

9─器のような場所の中に五つの感覚や思考、感情などが現れては消えます。心の奥の場所に見える聞こえる世界全体が入っています。心は器です。そして、世界の中ではそれぞれの人が無数の器であり、その一つが自分です。器が世界を動かしているとも言えます。

10─さあ、どうでしょう。こんな自分だと思い込んでいる姿、つらいと思うこと、見るのがつらいもの、つらいと感じる場所、状況、問題、症状、感情、など、これらはみな心の器に入り鏡に映り消えていくもの、内容です。自己そのものではないのです。しっか

りと観察することができ、起きては消えていくものすべてを受け入れる器であり、鏡、舞台でもある素晴らしい働きが心の内奥にあります。頭で考えるのではありません。現在進行形で実感するのです。

◆洞察を深める実践23◆
過去も未来も現在の鏡に映る

　過去のつらい出来事が、自分の外にあって、自分をおびやかすように感じるかもしれません。でも、違う見方をしてみましょう。たとえ過去の出来事であっても、現れる事象はみな「今、ここ」（自分、器、鏡）の上に現れたものです。思考や思い出す働き、心に映す働きは、「今、ここ」で起きています。次のように、過去も未来も現在も、「今、ここ」の器の中にあり、鏡に映るものであることを心底確認しましょう。

1──過去のつらい出来事を思い浮かべてみます。さっきまでなかったのに、今、自分の中に再現されています。感情も伴っていて、今もまたつらくなることもあるでしょう。
　この時、三つの要素を観察します。
a)「イメージ」する対象。内容は過去のつらい出来事です。
b) イメージを作り出して映している「作用」。作用は「今、ここ」で働いています。
c) イメージを観察しているもの、感情を抱いているもの、つらいと感じるもの、意識するもの、親しみのある自分らしい感じ。これも、「今、ここ」です。「イメージがあるな」と意識して、観察している奥底の自分。包み映している器、鏡のほうです。

2──呼吸に意識を向けます。呼吸が自分の心に現れてきます。呼吸の

たびに胸のあたりが動いています（対象と作用）。それを観察しているもの（自分のような親しみを感じるもの、器、鏡）があります。

3―目の前のものをしっかり見ます。映像が自己の心の中にあります（対象と作用）。それを観察しているもの（自分のような親しみを感じるもの、器、鏡）があります。

4―先ほど思い出した過去の出来事はどうなりましたか。「あ、消えていた」と思った途端、また出てきたかもしれません。現れては消えていきます。

5―以上のように、対象や作用の内奥に観察しているものが自覚されます。私は器です。次に何を入れるか、自分で選択できます。選択できないものもあります。たとえば、感情や病気の症状は、消すことはできません。時期がくれば、消えていくかもしれません。私は「器」の主人公ですから、たとえ消えないものがあっても、自由な意志で行動することができます。器には、価値実現に効果のあることを選んで入れることができます。呼吸法や仕事か遊び、また家族への感謝や社会に貢献できることなど……。

◆洞察を深める実践24◆
過去なく未来なく現在のみ実在

呼吸法をしながら、「今、ここ」、自己の心で次のことを観察して、現在のみであることを確認します。呼吸法以外の時間にも、過去のことや未来のことを考えた時に、実践しましょう。

【24-1】過去は今、実在していないことの洞察

1―過去のつらい出来事を一つ思い出して、観察します。

2―その出来事が起きた場所はどこですか。ほかに誰がいましたか。
3―今、その場所に行ったとしたら、その誰かと自分がそこにいて同じ出来事が起きているかどうか考えてみます。「そこにはもうない」と明確に理解します。
4―その出来事が「今、ここにあるか」を考えてみます。「ここにはもうない」と自覚します。
5―「過去のことは今も存在しているかのように錯覚して苦しいけれど、実際にはもう今の自分にはない」ということを深く理解します。
6―「過去のことを思い出してつらくなって、症状を悪化させている要因の一つは、自分の思い出し思考である」ことを確認します。
7―考えられている内容（対象）は過去のことですが、考える作用が起きているのは現在であることを自覚します。すべて、現在であることを観察します。

【24-2】未来は今、実在していないことの洞察

　未来はまだ存在しておらず、今の自分の選択次第で、現在の行動や状況、環境が変化することを確認しましょう。
1―つらくて避けていること、つらくて起きてほしくないために行動していないことなど、未来のことで悩ましいことを一つ思い出してみます。たとえば、電車に乗る、人に会う、面接に行く、症状が悪化する、発作が起きる、復帰して職場に行くなど。
2―それを今、行ってみよう（または、もうすぐ起こる）と考えてみます。すると不安が起きたり、不快に感じたり、つらいと感じるでしょう。だから、避けている（起きてほしくないと思う）、その気持ちがあるのを観察します。
3―次に、それはまだ存在していないことを確認します。たとえば「電車に乗ろうとする」ことを考えます。まさに考えている今、自分

は電車の中にいますか。「いいえ」です。これから行動しようとする内容は未来のことです。まだ行動していないので、その出来事は存在していません。ただ、自分が想像、思考しただけであることを確認します。

4―これから起きるかもしれない、避けていることは、どこにも存在していません。思考作用が作り出したものです。しかし、未来のことを考えると、いやな感じ、心臓がドキドキするなどの感情や身体反応が今現実に起きることを観察します。「考える」という作用も「今、ここ」で起きていることを観察します。

5―まだ存在していない未来を否定的に考えると、気持ちが落ち込み、行動を避けるなど、症状が悪化します。自分の願いや価値である大切なものを失っていきます。未来を考えなければ、今、別のことができ、行動を回避することもないはずです。一瞬一瞬、今しかありません。

6―未来のことを考えたためにつらくなったとしても、意志を強くすれば、建設的な行動を選択できる、と改善の方向を確認します。今を全力で生きていきましょう。

【24-3】作用も対象も自己の心にあることの洞察（場所の自覚）

過去や未来について考える時、その内容も作用も、自己の心の中にあることを自覚しましょう。過去や未来のことで心が占領されてしまうと、自分の状況もわからなくなり、価値実現の行動ができません。過去を振り返らず、未来を憂えず、「今、ここ」を真剣に生きます。

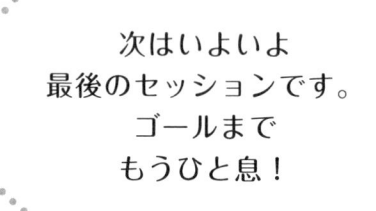

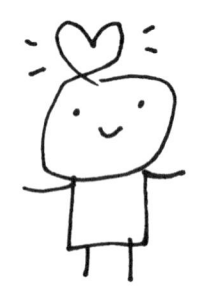

次はいよいよ
最後のセッションです。
ゴールまで
もうひと息！

第10セッション
これからの課題

第10セッションの課題では……

課題A ❋ 起床時刻
—— 毎朝、7時までに起きよう

課題B ❋ 運動・活動
—— 毎日、30分くらいの運動をしよう

課題C ❋ 呼吸法（自己洞察を含む）
——「意志作用」を自覚しながら呼吸法をしよう

課題D ❋ 行動時自己洞察
—— 常に自由な意志で行動しよう

課題E ❋ 本音の洞察
—— 本音と真剣に向き合おう

課題F ❋ 家族との関係を見直す
—— 家族との関係を改善しよう

課題G ❋ 私独自の問題
—— 自分の問題について計画的に改善しよう

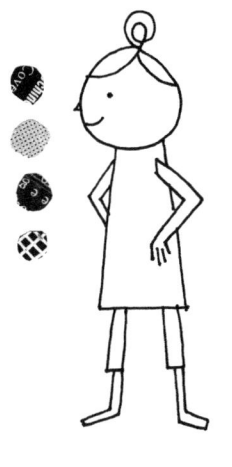

Part 2 自己洞察瞑想療法の実践

218ページからの課題と実践を行う前に、第10セッションで学ぶポイントを「これからも自己の探求」「症状悪化・再発防止のために」「復帰と減薬、断薬」「これからの課題」の四つに分けて解説します。ひととおり読んでから課題に取り組みましょう。

ポイント1

これからも自己の探求

　これまで自分について知るためのさまざまなトレーニングを行ってきました。つらい出来事が起きても、強く生きていくための心のスキルはすべて学びました。症状や苦痛が軽くなった人も多いでしょう。さらに自分の心を知ることを深めて、一層の安心を得るために、探求を続けましょう。

1　さまざまな症状の意味と治療の方向

1 ● 抑うつ症状や身体症状など

　うつ病の抑うつ症状や精神活動の低下、頭痛や動悸などの身体症状は、否定的悲観的な思考によって交感神経が過度に興奮し、ストレスホルモンが過剰に分泌されたために生じる慢性的な変調です。今以上に悪化させないように、悲観的な思考や不幸な結果となる行動を抑制すること。そして課題の実践により、だんだん回復していきます。自己洞察法によって感情的になることが少なくなると、それらの症状も改善します。

2 ● 鉛様麻痺感

　非定型うつ病の最もつらい症状は鉛様麻痺感でしょう。起き上がれなくなります。感情的になることで、脳内の鉛様麻痺感の部位にスイッチが入るようです。繰り返すと、これも慢性化します。感情的になるのは、拒絶過敏性によるものが大きいです。

自分の心の作用を知り、他者の言葉や態度にみだりに感情的にならなければ、拒絶過敏性が解消し、鉛様麻痺感へのスイッチが入ることもなくなります。何かのきっかけで否定的な思考に入らないように自己洞察を続けていくことで、次第に回復していきます。

3 ● 拒絶過敏性

　拒絶過敏性は、非定型うつ病によくみられるものです。こうしてほしいと言って相手から断られた時に、こちら側が怒ったり、落ち込んだり──。そこには相手に対する期待があるのです。しかし、相手には相手の都合があり、自分の思い通りにいかないことがあるのは当然です。それなのに、思い通りでなかったくやしさ、怒り、後悔、自責など、さまざまな思いから、感情を起こし、その場で対人関係を悪化させたり、後に思い出して感情的になり、発作や問題行動を引き起こしたりします。

　落ち込むのは、実は自分の思い通りでなかったという不満なのです。自己と他者をどちらも受容できていない状態です。相手が悪いというのは、こちらのエゴです。相手も「勝手に落ち込んで、私を責めるのはエゴだ。こちらにも都合がある」と思うはずです。どちらも合理的です。とすると、自分も相手も尊重し、両者のあるがままを認める（受容）ことが、心の平安につながります。

　拒絶過敏性には主に受容のトレーニングをしていきます。また「器としての自己」も実際に体験します。観察者、器としての自分に自信を持てるようになると、相手にどのような反応をされてもそのままの自分（変わらない器）を受容できるので、拒絶過敏性は解消するでしょう。

　逆に、相手から頼まれると本当はいやなのに断れず、不満で自分を追い込む傾向はメランコリー型うつ病に多く見られます。自分に自信がないので断れないのです。自己の本当の姿を知り、自己評価を高めていくことが大切です。

　自分の都合や考え方を相手にしっかりと伝えることができるようになることが、うつの再発を予防します。自分の考えを伝えても悪い結

果にはならないものです。でも、もし自分の考えを伝えて対人関係がぎくしゃくした時には、その不満やストレスもまた、受容と自分の価値（願い）を大切にして切り抜けていくことになります。お互いの都合や立場を尊重して、多少の不快さは受容して総合的に自分の願いを崩壊させない行動を選択するのです。激しく反応すると周りから嫌われ、人が去っていくなど、自分が孤立するかもしれません。それはあなたの願いではないはずです。これは簡単ではありません。生涯続くトレーニングなのです。

4 ●トラウマ

　トラウマは、心的外傷後ストレス障害（ＰＴＳＤ）や非定型うつ病で起こるものです。対人関係での非常につらい出来事や、災害、事故などの過去の体験が、思い出すつもりはないのに想起されます。激しい感情や身体反応、発作的症状が起き、その時に考えたこと、イメージなどが一度によみがえるのです。さまざまな精神作用がいっせいに起こっているので、今の事実のように思えます。考えただけでも、つらい感情が起きるので、思い出しそうな行動や思考などを回避しようとします。しかし、それは「今、ここ」の事実ではありません。過去はもうないのです。みだりに恐れずに、トラウマを固定した事実であるかのように重視しないで、距離をおくのがいいのです。

　フラッシュバックが起きた場合、その体験を思い出して嫌悪する思考を繰り返すとさらに新しい感情が起こり、神経が過敏になります。神経は使えば使うほど機能が亢進しますが、使わなければ、しずまるものです。

　ですから、自分の心の特徴を知り、従来の反応パターンとは違うパターンをとることで改善の方向に向かうでしょう。考えていたならば考えず、嫌っていたならば嫌わず（無評価で受容ということです。好きになれというのではありません）、避けていたなら避けず、ということです。違う反応をすると、それが学習されて、神経回路が変わり、現れる症状も変化するのです。

5 ● パニック障害の予期不安と広場恐怖

　パニック障害には、過呼吸やパニック発作、予期不安、広場恐怖などがあります。過呼吸やパニック発作は、感情的なストレスによって起きることが多いので、課題を実践することで、心理的な過敏性がなくなると、軽減されるでしょう。しかし、電車が怖くて乗れないなどの予期不安による広場恐怖は執拗に持続します。そこで、自分の心の作用を知り、不快事象の受容の実践をしばらく続けて、受容のスキルが向上した時点で、実際に避けていたことを試行する訓練（回避・逃避行動のエクスポージャー法、166ページ）を始めます。

6 ● 対人恐怖

　対人恐怖には、少人数の集まりの場にいられないことや、視線恐怖などがあります。そして、不安の感情や動悸、ふるえなどの不快事象に耐えられずに、逃避、回避に走りがちです。それは、状況や他者の視線を嫌悪的緊張的に考えることから起きています。自己評価が低く、他者の目を気にするという背景もあります。自己洞察の課題を実践して、自分のことをよく知り、自己評価を高めること。そして不快事象の受容のスキルが向上することによって対人恐怖は軽くなります。

② 対人関係の悩みはその時限りとする呼吸法

　うつ病や不安障害になると、職場、友人、家族とのコミュニケーションで感情的になることが多く、病気の回復を遅らせています。対人関係でいやな出来事が起きた時には、「対人関係の悩みはその時限りとする呼吸法」を実践しましょう。

> ● 洞察実践29 ● 対人関係の悩みはその時限りとする呼吸法（→220ページ）

第10セッション

ポイント2

症状悪化・再発防止のために

　うつ病や不安障害は治るまでに時間がかかります。この心理療法の課題を実践していると、そのまま良くなると考えるのは間違いです。毎日、いろいろな出来事がありますから、油断するといつのまにか従来の心の使い方に戻っていて、落ち込んだり、不安がふくらんだりします。つらいものをいつまでも考えていると、症状が悪化してしまいます。そういう時こそ、心理療法を開始した頃の真剣な態度に戻り、基本的な課題に取り組むことで、悪化、再発を防止できるでしょう。

1　悪化、再発の前兆に気づく

　再発を繰り返した人は、自分がどういう状況で悪化、再燃するかわかったでしょうか。次のようなことをヒントにして、悪化、再発の前兆が起きていないか、チェックします。病気が治らずに長期化している人も、同じようなことが悪化の入り口ではないかと自覚しましょう。そして、記録表Bの記入例（巻末）を参考に「悪化、再発防止の行動計画」を作り実行しましょう。

- 人（家族、親戚、職場の人、友人）のことを不満だ、憎いと繰り返し考えている。
- 家族のそばにいる時、緊張していて、のびのびとできない。
- 考え込むことが多い。
- 何かについてひどく不満を感じる。
- 「いやだ、いやだ」とよく考えている。
- 課題、自己洞察法をほとんどしなくなっている。
- 疲れやすい。
- イライラが多い、怒りっぽくなった。
- 睡眠のパターンが変わってきている。朝起きるのがつらいことが多い。
- 忙しい状況、過労気味でそのことを苦痛に思っている。

・食べる量が増えている。間食が多い。
・人に会うのがおっくうになっている。
・外での活動が少なくなってきた。
・新聞や本を読まなくなってきた。
・楽しめていたテレビが面白くない。
・趣味のことをしなくなった。
・締め切りのある仕事で締め切りを延ばすことが多くなった。
・自信がない。自己評価が低くなった。

② 治っても、課題を継続する

　治ったからといって、油断して、呼吸法をまったくしないでいると再発の可能性が高くなります。何かストレスのある出来事が生じた時に、価値実現の反応を忘れてしまって、価値崩壊の反応パターンをとってしまうからです。治ってからもいろいろな出来事に直面します。少ない時間でもいいですから、毎日呼吸法をして、行動時の自己洞察も続けましょう。

　悪化、再発の前触れに気づいたら、「再発防止の実践」で、自分でできることをします。

● 洞察実践30 ● 再発防止の実践（→221ページ）

③ 「今、ここ、自己」を生きる智慧

　症状悪化・再発防止のために、次の心得を参考に、過去を思わず、未来を憂えず、今を全力で生きましょう。

※ 症状の悪化・再発防止の心得

1 ●「今、ここ」を大切に

　つらいのは、あの出来事ですか。それはもう存在せず、自分の思い出す作用だけです。

　つらいのは自分の将来のことですか。未来はまだ存在していませ

ん。幻想です。

　つらいのは「死」のことですか。生きている限り「死」はありません。
「過去はない」です。消えました。
「将来はない」です。まだ存在してはいません。
　それらはあなたが思う時だけ、あなたの心の器の中にあります。こぼしてしまえばいいのです。楽しい音楽やためになる運動を器に盛ればいい。感謝や祈りを入れてもいいでしょう。
　今、この一瞬を全力で生きることです。それは気持ちがいいこと。
　今、あなたは周囲を変える力があります。どちらを選びますか。
　そばにいる人に「ばかやろう」と言いますか。「ありがとう」と言いますか。
　どんな言葉や行動を選ぶかで、家庭や職場、友人関係が変わってしまいます。それがまた、自分にはねかえってきます。安らげる家庭、働きがいのある職場、一緒にいて楽しい友人関係にするかどうかは自分次第です。

2 ● 変えられないことは受け入れる

　人生には、地位、財産、名誉、メンツが失われる、病気になる、身体が不自由になる、愛する人がいなくなるなど、変えようとしても変えられないものがあります。それを嘆いても元通りにはなりません。それだけでなく、つらくなって症状が悪化します。
　自分の心の器から「嘆き」「ぐち」をこぼして、別なものを器に入れましょう。自分の価値実現につながる行動、人のためになる行動、やさしくしてくれた人への感謝の思い──。今、自分にできることがあります。

3 ● 今、ここ＝自己

　過去のこと、将来のことを器に入れてしまうと「今」のことが器に入れられません。私たちは「今に生きている」のです。「いいえ、私は過去が大事だ。過去はある。過去のことで今こうなっている」。そのように言う人もいるかもしれませんが、そうやって考えているのは

「今」の自分の思考作用です。今の自分の作用が作り出した内容です。

過去がつらいために無茶なことをして、過去も今も将来もつらい、それでいいのでしょうか。たとえつらくても、今から、価値実現への行動（意志作用）を起こすことができます。これからは、自分で自分の人生を選びとっていくのです。

4 ● 自分と世界が相互に交流

自分で自分を変えることができます。すると、家族も変わります。周囲を、環境を変えることができるのです。世界は常に自分に向けて、「今、ここ」の瞬間に働きかけています。その情報（感覚）をしっかり観察して、どのように受け止めるか、そして周囲に何を働きかけるのか、自分の選択次第です。自分が外に向かって働きかけると、周囲が、そして世界が変わります（132ページの図5を参照）。

大きなことでなくていいのです。周囲の人のためにささやかなことをすれば、それを受け取った人も誰かにやさしくできて、どんどん、心地よい反応が広がっていきます。

「自分は世界を変えることができる」。そういう存在です。これまで、そういう存在であること、そのような力があることに気がつかなかっただけでした。

行動すると自分も環境も変わります。つらい状況すらも変化するのです。これからは自分の目標実現のために行動しましょう。まず、治すための行動です。そして、治ったら長期目標の実現に向けての行動です。

今、自分が行動すると、自分と家族の未来、世界の未来も変わるのです。

ポイント３
復帰と減薬、断薬

1 復帰

病気の症状が軽くなると復職を考えるようになります。しかし、慣らしを行わず、いきなり職場復帰をすると病気が再発しやすいです。いくつかの脳神経回路のうち、仕事をする時に働く前頭前野が十分に回復していないことがあるからです。復帰に向けて、しっかりと準備していきましょう。

1 ● リハビリテーション

病院やＮＰＯ法人、自治体の保健福祉施設で「職場復帰援助プログラム」「デイケア・プログラム」を提供するところがあるので探してみます。全都道府県にある地域職業センターの「リワーク支援」を利用するのもいいでしょう。そのほか、知り合いに、家業の手伝いをさせてもらったり、ボランティアで公園のゴミ拾い、トイレ掃除、防犯の巡回などを始めることも有効です。

2 ● 試験的勤務

実際に勤務先と復帰の交渉をしたり、就職のための電話や面接などでも、不安が起きるかもしれません。それは新しい状況に踏み出すのだから当然です。これまでトレーニングしてきた不快事象の受容の要領で、不安を抱えつつも行動します。当日つらい感じがして、「行きたくない」と思っても、次のように呼吸法をしながら行動しましょう。

基本的な呼吸法を行って、将来も過去も思わずに、今すべきことをしていると、心が穏やかであることを観察します。悲観的なことを考える時だけ心がさわぎます。心がさわがなければ、自分の力を最大限に発揮することができます。自分の体を、そこに運べば、なんとか動くものです。そう信じて、気持ちを楽にしましょう。

さて、いよいよ職場復帰です。次のような心得で臨みましょう。

a) 他人の目が気になった時には……

試験勤務が始まります。同僚や上司が自分をどう思っているか気になるでしょう。視線も気になります。しかし、そのことに心を向けすぎないようにして、「これをしなさい」と言われたことを、コツコツと処理しましょう。仕事中にも、不安を感じるかもしれません。きちんと仕事ができるのか、病気が再発しないだろうか、と考えすぎるとそれが現実になってしまいます。心がさわぐ時は「ゆっくり呼吸法」をしながら仕事を行いましょう。

b) 最初からがんばりすぎない

遅れをとりもどそうとする思いから、疲れを感じていても、無理をしがちです。がんばりすぎてはいけないことをよく洞察します。復帰しても元通りの仕事をこなせないことや、職場での地位が変わったことなどで自分を責めてはいけません。それよりも復帰できた自分をほめてあげましょう。復帰するのも、大変なことなのですから。

c) 同僚や上司からの励まし、叱責には……

同僚や上司からの励ましもあれば、もたもたして叱られることもあるでしょう。こうした心理的ストレスについては、これまでに習得した自己洞察法で乗り越えていきます。いちいち大きな反応をせずに、割り当てられた仕事をこなしていきます。帰宅途中や家に帰ってまでも、その日の出来事を考え続けないようにします。一歩現場を離れたら職場のことは考えずに、呼吸法や好きなことをしましょう。

2 減薬、断薬

うつ病や不安障害の症状が軽くなってきたら医師に相談しながら薬を減らすことができます。やがてゼロにしたいならば、それに取り組みます。減薬、断薬は実はとても難しいのです。その理由の一つは、薬への心理的な依存です。薬をやめたら症状が悪化しそうだと思う心理です。もう一つは離脱反応です。薬を減らしたり、やめたりすると、

何らかの身体反応や不安などが生じます。それらが怖くて、やめるのが難しいのです。しかし、自己洞察法の心得で離脱反応の不快さを受容できれば、減薬、断薬も可能です。

薬を減らす場合には、先に述べた離脱反応や症状の悪化が起きることがありますので、次のことに十分に注意しましょう。

✻抗うつ薬から"離脱する"ための注意事項

a) 不快事象の受容のスキルが十分に習得されてから開始します。
b) 薬を減らすことを主治医に相談します。相談しても納得できる支援が得られなければ、減薬、断薬を援助してくれる医師を見つけることも必要です。
c) カウンセラーの適切な助けを借りること。
d) 家族、友人に伝えてから、減薬を始めます。異常な行動をしないかどうか見張ってもらうように依頼します。
e) 薬は少しずつ減らします。たとえば四分の一減らした分量（四分の三にする）を一か月続け、その後また四分の一減らすという具合です。
f) 減薬の直後に、不快な感じが起きる場合がありますが、不快事象の受容の要領で、二、三日の間、観察します。つらいようであれば、薬を戻します。
g) 離脱反応が耐え難いほどであれば、薬をその前の分量に戻します。減らす量を少なくして再度実行します。深刻な場合には、主治医に相談します。
h) 複数の薬を服用しているのであれば、一つずつ減らします。

減薬をいつから実行するかは、症状や薬の服用期間などで違ってきます。心理療法の課題実践を開始して半年から一年が経過し、症状が軽くなってから、主治医の了解を得て、行う人が多いようです。不快事象の受容の実践に自信がついてからでも遅くはありません。

また、うつ病、不安障害でない場合、減薬、断薬はしないほうがいいケースがありますので、必ず主治医に相談してから始めてくださ

い。具体的には、「減薬、断薬の実行」の要領で行います。

● 洞察実践31● 減薬、断薬の実行（→222ページ）

ポイント4

これからの課題

1　これからの課題を計画する

　すでに症状が軽くなった方が多いでしょうが、完治に向けて、問題改善に効果のある課題を選択して実践を続けていきます。
　ここでは、まだ改善していない問題を列挙して、改善対策を考えます。たとえば、次の中から自分の課題を選択します。記録表B「私独自の問題と対策」に記入し、課題G「私独自の問題」で実行していきます。

・行動・生活の心得＝うつ病・不安障害などの予防・回復のための10か条→第5セッション・94ページ

・不快事象の受容の実践→第7セッション・138ページ

・行動活性化手法→第2セッション・50ページ

・避けていたことに少しずつ近づく。避けることをやめる。積極的に近づく試みに挑戦する→第8セッション・156〜158ページ

・観察する自分、器としての自分の体験→第9セッション・184ページ

・対人関係の悩みはその時限りとする呼吸法→第10セッション・207ページ

・価値崩壊連鎖の解消計画・実践→第8セッション・160ページ

　自分に自信が持てなくて、まだ就職する気になれない、電車に乗れ

ない、人に会いたくないなどと感じるならば、もう一度、第1から第9セッションまでの課題を復習します。

② これから毎日実践すること

症状や問題が軽くなるように、また悪化したり、再発したりしないように、心のトレーニングを継続しましょう。「叡智に支えられた意志的生活の実践」、「常に『今、ここ』課題の現場」を毎日の生活のなかで実践します。

> ● 洞察実践32 ● 叡智に支えられた意志的生活の実践
>   （→223ページ）
> ● 洞察実践33 ● 常に「今、ここ」課題の現場
>   （→225ページ）

③ 家族との関係を見直す

家族との関係がうつ病に大きく影響します。家族や親族との間に、長期間続いている緊張や不満、不和がありませんか。関係改善のために、自分から率先してできることはないでしょうか。時々、次のように考え、行動に移してみましょう。

1―自己は家族や環境を変える力を持っています。あなたの行為は家族を幸福にしていますか。過去において、何か問題を起こしたまま疎遠になっていませんか。自分が変われば、自分と家族とで作っている環境も大きく変わります。居心地を良くするのも、家族を緊張させるのも、自分次第です。人は環境を作り、また環境によって作られますから、自分と家族の問題はお互いに大きく影響し合っています。

2―次に、過去のわだかまり（本音）があっても、家族のために、自分が今、率先してできることはないだろうか、ということを考えてみます。

3―家族、親族に対して、その本人には言えないような不満、嫌悪、

緊張、軽蔑などの本音を抱いていませんか。過去にこだわって、このまま不幸なままの関係を続けますか。相手に嫌われていると思っている時は、実は自分のほうが相手を嫌っていることがあります。自分の本音をしばらく発動させずに、一度、相手に歩み寄ってみませんか。

4―家族との間で、独断的・自己中心的な本音を発動させて、家族を不幸にしないように努力し続けましょう。家族が不幸になれば、自分自身も不幸になります。

❹ 意志的自己による統合洞察法

　心の病気の改善や再発予防のためには、直観的な叡智を活性化しながら、洞察実践35の「六つの価値実現の自己洞察スキル」を統合的に実行して、価値の実現を目指します。それを「統合洞察法」といいます。意志的自己の標準的模範的なあり方です。意志的自己を自覚して生きるとは、「基本的統合洞察法」と「動的統合洞察法」を実践することを意味します。座って自己を探求する時にも、行動中にも、自己洞察眼が開かれています。すなわち、意志作用によって、自己自身の思考、感情、行動を全体的な視点から洞察するという意志的自己洞察瞑想法の最終形です。

- ● **洞察実践34** ● **基本的統合洞察法（意志的自己）**
　（→227ページ）
- ● **洞察実践35** ● **動的統合洞察法（意志的自己）**
　（→228ページ）

第10セッションの課題

★ 204ページからの解説をひととおり読んだ上で、実際に今日から、次のA〜Gの課題を実践していきましょう。大きな症状が改善し、満足できる時がくるまで、第10セッションの課題を続けます。

★ 巻末の「スケジュール表」をコピーして、実践した内容、回数・時間、コメントなどを毎日記録します。「スケジュール表」の課題Eに「本音の洞察」と記入し、Fに「家族との関係を見直す」と記入して使用してください。

課題A ✻ 起床時刻

先月と同じです。

課題B ✻ 運動・活動

先月と同じです。

課題C ✻ 呼吸法（自己洞察を含む）

呼吸法を行う毎日の目標時間を決めて、●洞察実践33●常に「今、ここ」課題の現場と、●洞察実践34●基本的統合洞察法で自己洞察を行います。そのなかで、以下のことも洞察します。

a) 常に「今、ここ」が自己成長のための現場です。
b) 呼吸法をしながら起きるさまざまな心理作用の「対象」と「作用」を自覚します。また、それら作用のすべてを統合する「意志作用」が働いていることを自覚します。
c) 自己洞察を行いながら、すべてを受け入れている内奥の本当の自分に気づき、自己をいつくしみ肯定し愛します。それを確認します。

課題D ✻ 行動時自己洞察＝「動的統合洞察法」の実行

日常生活の行動中に、常に●洞察実践35●動的統合洞察法を行うことを目標にします。かなりたくさん実践したら〇、少しできたら△、

できなかったら×と記入します。特に次のことに留意して行います。
a）すべて自分の心の器に入っているものとして安心して行動します。
b）目の前に現れる現実は必然ですが、自分は世界の中に生きており、自分も環境世界を作っていく存在であることを自覚します。
c）本音の探求を続けます。主観的、独断的、自己中心的な見方ではなく、自分が属する環境世界（家庭、職場、グループ）の立場からものごとを見て行動しようと努めます。

そのほか、毎日の生活のなかで次の課題も実践します。
●洞察実践29●対人関係の悩みはその時限りとする呼吸法
●洞察実践32●叡智に支えられた意志的生活の実践
●洞察実践33●常に「今、ここ」課題の現場

課題E ✻ 本音の洞察

重要な本音が克服されていないと、現実の思考や行動に影響して、症状や問題が改善しないことがあります。真剣に本音の洞察を続けましょう。●洞察実践33●常に「今、ここ」課題の現場の方法です。

課題F ✻ 家族との関係を見直す

ポイント4の「家族との関係を見直す」を参考にして、家族や親族間で長期間続いている緊張、不満、不和の解決について考え、実行します。実行したら○、できなかったら×と記入します。

課題G ✻ 私独自の問題

ポイント4の「これからの課題を計画する」を参考に、記録表B「私独自の問題と対策」に記入して、改善対策を作って実行します。実行したらスケジュール表に番号（① ② ③など）を記入します。

前回から実践を続けていても、症状が軽くならないようであれば、●洞察実践18●不快事象の受容の実践（→142ページ）を行いましょう。
次の二つは、課題にはありませんが、必要に応じて実践します。
悪化、再発の前触れに気づいた時→●洞察実践30●再発防止の実践
減薬、断薬を始める時→●洞察実践31●減薬、断薬の実行

具体的な実践方法

●洞察実践29●
対人関係の悩みはその時限りとする呼吸法

　対人関係の場面で、瞬間的に相手と自己を受容できるようになるには、かなりのトレーニングが必要です。そこで、対人関係で不快な出来事が起きた直後に、または毎晩、短時間呼吸法（48ページ）をすることを日課とします。そのなかで次のことを確認します。

a) 不快な出来事は、過去のものであり、今はもうないと確認します。その日に起きた不快なことは呼吸法のなかで捨ててしまう決意をするのです。もし思い出したとしても、すぐに流して、呼吸法に真剣になります。以上を意識していると、意志作用が働いているので、思考の暴走だけにはなりません。それらをよく観察します。

b) 根本的な治療のためには、自分のさまざまな心理作用を洞察して、特徴をよく知ることです。そしてみだりに不愉快になる思考を起こす連鎖を断ち切る意志作用の訓練を繰り返し実行します。不快な思考が少ないと、不快な感情も少なくなります。状況によって自分をコントロールできることがわかれば、自己評価が高まります。そうなるとささいな他人の言葉で落ち込むことや激しく怒ることも少なくなるでしょう。

●洞察実践30●再発防止の実践

1―まず、a)〜c)の基本のトレーニングをしてみます。
  a) 短時間呼吸法を行います（48ページ）。
  b) 治すのも、悪化や再発を防止するのも、基本的な心の使い方次第と再確認して、基本に戻る決意をします。本書の中から自分の役に立ちそうなトレーニングを選択します。
  c) 何か行動を起こします。意欲がなくても、役に立たないように思えても、考えが渦巻いていても、落ち込んでいても、とにかく動いてみます。たとえば、風呂に入る、日帰り温泉に行く、散歩、運動、音楽を聴く、カラオケに行く、読書、家族のためになることをする（掃除、料理、皿洗い、庭の水やり、花を買ってきて庭に植える、マッサージなど）、友だちと会う、電話をする、家族と出かけるなど。

2―自分の願いや達成したい人生の価値（第4セッション）を思い起こして、基本に戻り、次のことを実践してみましょう。
  ・「病気の症状に対処する呼吸法」→69ページ
  ・「価値・願いを確認する呼吸法」→84ページ
  ・「不快事象の受容の実践（日常生活全般の心得）」→142ページ

また、その願いについて再検討しましょう。それは本当に自分の心からの願いですか。親や配偶者に押しつけられた世間の価値観ではありませんか。

願いを持っていても、今達成していないから不満だ、不幸だと思っていませんか。将来の実現を目指して、今日、今の瞬間に実現すべき行動をしていますか。将来の願いに向けて行動しているならば、今すぐにでも満足できるはずです。今、変わることができます。

3―しっかりと、治ったという自信がつくまでは「悪化、再発防止の計画」を自分で作成して、紙に書いて壁に貼っておくといいでしょう。再発への門に近づくと、思い出しにくいかもしれませんから。

●洞察実践31●減薬、断薬の実行

　減薬をいつから実行するかは、症状や薬の服用期間などが影響します。不快事象の受容の実践に自信がついてからでも遅くはありません。
　次の要領で行います。

1─そばに、いつでも飲めるように減らした分の薬を準備しておきます。薬を減らすことについて、不安に思うのは当然です。不安な思い（思考）、感情、動悸（身体反応）が起きたら、「不快事象の受容の実践」（142ページ）を行います。減薬の決意が変わらなければ、実行です。

2─薬をナイフなどで割って、減らして飲みます。減らしたことで気がかりな「思考」が起きるようであれば、呼吸法など目の前のことに意識を向けます。何かの身体反応、頭の中が変わった感じがするかもしれませんが、そういう感覚、反応を無評価で冷静に観察し、不快さがあれば受け入れます。そのままどうなるかを観察し続けます。目の前のことに意識を向けて、心配の思考をめぐらさないようにします。準備しておいた薬はなるべく服用せず、呼吸法を行い、不快な感じを受容します。あるいは、散歩したり、運動したりします。

3─どうしても、薬を服用したいという衝動が起きたら、もう一度「不快事象の受容の実践」を行います。自分の願い、価値を思い起こします。うつ病や不安障害の発作そのもので死ぬことはありません。もし悪化しても、また課題を最初から復習すればいいのです。できれば増薬しないで数時間、一日、二日と過ごしてみます。

4─一定量の減薬ができたら、次は一、二か月おいてから、第2段階に取り組みます。こうして薬を徐々に減らして最終的にゼロにすることにも挑戦します。

5─減薬も順調にいくとは限りません。まだ無理だと思ったら、しばらく中止して、第1～9セッションまでの課題を復習します。そして一か月から三か月後に再び挑戦しましょう。

※うつ病、不安障害でない場合、減薬、断薬はしないほうがいいケースがありますので、始める前には、必ず主治医に相談すること。減薬、断薬できた人は、「再発防止の心得」をよく理解し、実践しましょう。

●洞察実践32●
叡智に支えられた意志的生活の実践

1●朝一番＝願い・価値の再確認

朝、目が覚めたら、「朝一番の呼吸法」（85ページ）を行います。起き上がって布団の上で短時間呼吸法を1分くらいします。自分の願い・価値（就職、復帰、幸福な家庭など）を思い出し、「だから治すぞ」と心に強く思います。さらに、1、2分、呼吸法を続けます。

2●日常の行動すべてを「六つの価値実現の自己洞察スキル」（228ページ）のトレーニングの場に

洞察実践33「常に『今、ここ』課題の現場」を参照してください。

常に「今、ここ」に全力を向けて行動します。行動中に、過去、未来、他人や自分のことなどを考えません。行動のすべてが、自己成長の現場であることを自覚すれば、すべての時間がトレーニングになります。

3●食べる時

食事の時は、食べ物の様子（色、形）、味、香り、音、口の中の感覚、舌の動きなどをしっかりと感じながら食べます。対象と作用の区別を自覚します。

4●歩く時

通勤、通学、買い物、散歩などで歩く時は、過去、未来、仕事、人や自分のことを考えないようにして、目の前のものをよく見ながら対象と作用を自覚します。

5●座っている時、立っている時（電車、待合室、歯の治療中、美容院など）

しばらく座ったり、立っている機会があれば、感覚（その時にある音、見える光景、足の感触など）に意識を集中するか、ゆっくり呼吸

法をします。

6 ● 人の話を聞く時、会話中

人の話は、先入観を持たずに聞きます。賛成も反対の思いも持ちません。対象（内容）と作用（見る、聞く、考える、感情）の区別を自覚します。自分の番がきたらどう話そうかなどと考えずに耳を傾けます。話そうと構えることもしません。

7 ● 刺激にむやみに反応しない

大切なことをしている時に、何かを見たり聞いたりして、身体が反応した途端、考えに入ってしまい、大切なことを放棄してしまいがちです。それは、悪化の兆候です。大切なこと、楽しいことを見失わないようにしっかりと注意しましょう。

8 ● 短時間呼吸法

いつでも、思い出した時に、短時間呼吸法（48ページ）を30秒から3分ほど行います。

9 ● 帰宅後に不快な出来事を持ち込まない

外で起きた不快な出来事を、その現場から離れても考えていたら自覚してやめます。目の前のことや呼吸に意識を向けます。その時だけで終わりにして、夜または次の日まで持ち越しません。考えていることを自覚した時には、願い・価値を思い出し、不快なことを受け入れた上で、価値実現のための行動をします。

10 ● 症状や状況が気になる時

病気の症状や自分の不遇な状況が気になる時は、つらくてもやむをえないと受け入れて、治療効果のある運動や呼吸法など、自分が楽しめることをします。

11 ● 寝る前の呼吸法

寝る前に布団の上で1分ほど短時間呼吸法をします。多くの人のおかげで今日生きられたことに感謝をします。そして、もうその日に起きたことを考えないと決意します。決意ができたら横になり、自然の呼吸を観察します。たとえ眠れなくても、イライラせずにそれも受け入れます。

※洞察実践33「常に『今、ここ』課題の現場」、洞察実践34「基本的統合洞察法（意志的自己）」、洞察実践35「動的統合洞察法（意志的自己）」に加えて、課題Gに当たる「私独自の問題」の改善に取り組むことも、意志的生活の重要な部分です。

●洞察実践33●
常に「今、ここ」課題の現場

　課題にあるものや計画したものだけを実践すればいいと思わないでください。一瞬一瞬が「今、ここ」で、常に自己成長の現場です。一瞬一瞬、外部世界（仕事や対人関係）や内部世界（症状、感情、思考など）から自分に、「どうするのだ」と課題を突きつけられているのです。

　長引いている問題を改善するために、真剣になりましょう。時々、課題をほとんどしないというケースがあります。それでは、この心理療法の趣旨を理解しているとは言えません。自分の心の病気、問題行動を改善することほど重要なことがほかにあるでしょうか。

　この心理療法は、「今、ここ」における自分について探求していくものです。仕事の最中でも遊びの最中でも実践することが可能です。常に「今、ここ」がトレーニングの現場であることを忘れてはいけません。ある程度、症状が軽くなるまでは、油断せずに、常に何かの課題を実行することです。たとえば、どんなに症状がつらい時でも、たとえ起き上がれなくても、症状や状況を観察し、思考が渦巻いているかいないかをチェックすることができます。

　そして、これからの人生で、たとえどんなにつらいことがあっても、もう二度と心の病気にならないように、価値実現の反応を選択します。常に価値実現か崩壊かという人生の深い課題を突きつけられており、その一瞬一瞬において、自分は乗り越えていく自由な意志を行使できるものであることを忘れてはいけません。

　特に、本音と真剣に向き合うことが大切です。洞察を深める実践20「本音と真剣に向き合う」（193ページ）の徹底的な実践です。

Part 2 自己洞察瞑想療法の実践

　まだ、精神的な症状が改善しないのであれば、本音が意識化されていないのかもしれません。自分の思考や行動の背景で影響を及ぼしているのが本音です。まずは「隠れた本音」に気づくこと。そしてそれを十分に探求して、苦痛に感じているもののすべてが、器や鏡のように一時的に入って（映って）、出ていく（消えていく）ものであり、自己の存在そのものではないことを肝に銘じます。本音については、今後は次の1～5を参考にして、常に探求していきましょう。

1──依存、甘え、責任転嫁、見捨てられ不安、攻撃性、欲求不満、自己の不当な評価などの本音がありませんか。ありのまま、自然のままに感じていますか。自然な感じをいけないものと思っていませんか。目をそらさずに、深く検討してください。

2──親や配偶者に依存する心、甘えたい心を持っていますか。それがあれば、あなたの今の安心は長く続きそうですか。問題を克服できそうですか。

3──自分の悩みは親や誰かに責任があると感じていますか。親や相手を憎む時、どのような気持ちですか。憎いという考えを起こした後、症状は軽くなりましたか、悪化しましたか。

4──これまで価値・願いを確認（第4セッション）してきましたが、それはあなたの本音ですか。親や社会の価値観ではないですか。それは今後実現可能なものですか。もし実現できない願いであれば、いつまでも欲求不満が続きますので、価値・願いを再検討します。

5──自己評価が低いこと、自分はだめだという考えが止まりましたか。自己存在そのものを、症状、感情、行動などがつらいことと混同していませんか。

●洞察実践34●
基本的統合洞察法（意志的自己）

　静かに座って行う自己洞察瞑想法の目標形です。

　目標は、直観的な叡智を常時、働かせていることです。俯瞰的な視点で意志作用を働かせて、常に自分自身の思考、感情や行動を洞察している状態です。そのように心得て、実行することが統合洞察法です（第9セッションポイント3「直観的な叡智の開発」参照）。

　自己洞察のさまざまなスキルは、絶えまない実践によって向上することを理解して、できるだけ毎日、次のように実践します。

1―基本的には、洞察を深める実践22「器・鏡のように包み映す場所（器の瞑想、鏡の瞑想）」（195ページ）で自己洞察を行います。
2―座っている間、起きては消えていく心理現象を洞察します。器のような心の内奥に入ってきたものを鏡のように映す作用があり、その作用が作り出した映像や音、痛みなどの感覚や思考された内容が意識（認識）されるのだと了解します。
3―自分の主観的、独断的、自己中心的な評価的判断である本音が動くことを観察します。本音から価値崩壊の思考、発言、行為が起きる恐れがあることを知り、真剣に向き合い洞察します。
4―不快な現象を感じても、価値崩壊の反応パターンを抑制して、受容します。
5―基本的統合洞察法を実践している時は、病気、問題、苦悩から離れていることを実感します。過去、現在、未来の問題などについて、みだりに思考しておらず、苦しんでいません。痛みや抑うつ症状、意欲がない、などの症状そのもの（必然の事実）と、その症状を嫌悪すること（本音）とは別であることを理解しています。
6―多少、感情的になることがあっても、長く苦悩することはない安定した心になっていることを自覚できます。
7―もし改善すべき問題があったとしても、改善計画を立てて実行することができます。そんな自分に成長できたことを実感して、自己洞察法に信頼が生まれています。不快な出来事が起きても、乗

り越えていくことができるはずと自己を信頼しています。この手法がさらに自分を成長させるであろうと信じて基本的統合洞察法を行っています。

　この自己洞察法が繰り返し実践されて習熟すると、自己洞察（瞑想）も心理現象の見方も習慣化されます。もはや、いちいち確認しなくても、暗々裏に、上記の洞察がすべて実現した瞑想状態になります。覚醒した心の状態が続き、見えるもの、音、感覚（症状）、呼吸などが意識されています。20～30分、思考が動かず、動いてもすぐに消えていきます。これが、意志作用が活発に働いている自己洞察瞑想状態です。

● 洞察実践35 ●
動的統合洞察法（意志的自己）

　日常生活の行動中においても、周囲からの情報を無評価で観察して、冷静に適切な行動を選択して実行します。不快なことが起きても、刹那的なまぎらし行動や自分を苦しめるような行動をしません。
　脳神経科学の言葉でいうならば、ワーキングメモリ（作業記憶）を十分に働かせて、自己の苦悩も、他者の苦悩も作らない精神活動、身体活動、社会的活動を行います。
　動的統合洞察法の実行とは、次の「**六つの価値実現の自己洞察スキル**」が十分に活用されていることを意味します。

1 ● 直接体験注意集中のスキル

　価値実現のための直接体験（仕事そのもの、対話者などからの感覚情報など）に注意を集中して、ひたすらに関わることができます。意識されるものは自分の外にあるのではなく、自己の心の中にあるものであり、安心して「今、ここ」に専念できます。

2 ● 価値確認のスキル

　自分の願い、人生の長期的目標を明確に持ち、瞬間瞬間に確認することができます。心の病気、問題行動を解決したいという願いをいつ

も思い出しています。自分の願いは自分が関わる環境、社会の願いとも調和するように努めています。

3 ● 意識作用の機能洞察スキル

自己のさまざまな心理作用（感覚、思考、感情、行動、本音など）を現在進行形で洞察することができます。意識作用の前後関係や影響を理解して、その反応の結果を現在進行形で推測できます。自己が関わる他者の感情に共感して、他者を苦悩させないように心がけています。

4 ● 徹底的受容のスキル

つらい状況、感情、身体反応などを現在進行形で無評価にあるがままに観察できます。不快なことが起きても、価値の実現を妨げる非機能的な行為に移らず受け入れることができます。自己の努力を尽くして、主観的、独断的、自己中心的にものごとを見ずに、自分と相手を包んだ全体の立場から見て受容します。

5 ● 非叡智的連合の解消のスキル

感覚・思考・感情・気分などによる、解決にならない思考を抑制することができて、または、そのような思考に気づき解放して、悪循環の連鎖を解消することを実行しています。価値の崩壊につながるような固い反応を解消して、柔軟性をもって価値実現の方向にある多様な選択肢から選択することができます。

6 ● 直観的叡智の実践のスキル

意志作用を活性化するための方法を理解し実践しています。すべて今の瞬間において、自己のさまざまな精神作用や自己存在について洞察して、不快事象があっても自己の人生の価値を実現していく意志作用を行使しています。自分や他者は環境、世界を作る要素であり、それぞれの行動によって環境、世界が変わることを理解しています。そうした環境、世界は、自己がその中に生きていると同時に、器のように自己が包み、鏡のように映して意識していることを理解しています。また、自己の心理的反応、行動が脳神経の反応を引き起こし、その神経生理学的な基盤が心理的反応にも影響するという相互作用を理解しています（132ページの図5を参照）。

Part 2 自己洞察瞑想療法の実践

マインドフルネスでうつが治った！

● 事例5 ●
パニック発作と非定型うつ病の重い症状も、
本人の粘り強い努力により治癒

Eさん・非定型うつ病（20代女性）

問題の経過

Eさんは激しい動悸、過呼吸、体の痛みなどの症状に、三年ほど苦しんできて、死にたい気持ちも強くありました。友人から結婚の知らせがくると、自分が不幸に思え激しく泣くということでした。薬を七種服用し、医師からは、うつ病、抑うつ神経症、対人恐怖症もあると言われていました。診断がつきにくい事例でした。

開始時点の症状

過呼吸、動悸、予期不安などのパニック症状があり、病気のつらさや自己評価の低さから、親族の行事に参加できず、友人にも会うことができませんでした。鉛様麻痺感やフラッシュバック、悪夢、過食など、非定型うつ病の症状があり、人の幸福な状況に接すると激しく興奮するという拒絶過敏性がありました。抑うつ症状、焦燥感、胃や頭の痛み、疲労感、無価値感、希死念慮・自殺念慮、自傷や家具の破壊行為などに苦しんでいました。

カウンセリングの回数

個人面談3回、グループセッション22回、月1回程度の日記への助言15回。支援期間は通算一年七か月。

カウンセリング経過

Eさんは、第12セッションまでグループセッションに参加し、その後も参加を続けながら課題に取り組みました。自宅での呼吸法は、毎日40分くらい継続して実践しました。

▼

自己洞察瞑想療法を開始してからも、友人や親族の慶事のたびに症状を悪化させ、グループセッションを欠席することもあり、家族をハラハラさせていたようです。困ったEさんの母からも、しばしば助言を求められました。それでも、家族に支えられて、本人が治りたい、幸福になりたいという強い願いを捨てず、グループセッションへの参加、自宅での課題の実践、日記のやりとりを粘り強く続けました。

▼

十一か月が経過するとパニック発作は起こらなくなり、うつ病の症状も軽くなって、習い事に通えるまでになりました。胃や頭の痛みもなくなりました。

Eさんが自分をコントロールできる自信がついた時点で、通算一年七か月の支援を終結。その四か月後に就職し、さらに一年後に結婚したとの知らせを受けました。

重い症状があった非定型うつ病も、本人の真剣な実践によって治ったケースです。

10か月間、お疲れさまでした。

　第10セッションまでのトレーニングは、いかがでしたか。
　はじめは難しかったと思いますが、日常生活のなかで習慣化することで、1日30分から1時間ほどの呼吸法の実践も無理なくこなせることでしょう。

　今後、症状が良くなったとしても、すぐにトレーニングをやめずに続けることが大切です。
　毎日の実践が、うつに負けない心を育み、あなたの人生をさらによりよいものにしてくれるはずです。

　最後に、この治療法でうつを克服された女性からのメッセージをご紹介します。
　つらくなった時に、ぜひ思い出してください。

「マインドフルネスをあきらめずに続ければ、絶対に治ります。その道のりは決して簡単ではないかもしれません。事実、私は体調が悪い時、何度も、何十回もマインドフルネスをやめてしまいたいと思いました。でも、本当に治したい意志があれば、絶対に最後までできます。何十年かの人生のたった一年か二年です。これから何年もうつで苦しむなんてもったいないじゃないですか！　マインドフルネスは、私たちの知らなかった心の使い方を教えてくれます。それは、明るい未来を築くための心の使い方です。みんなでうつなんて、やっつけちゃいましょう！」

おわりに

　本書では、主に、うつ病、不安障害、過食症などについてふれましたが、本書で扱う自己洞察の手法は、もっと幅広い問題や心理的苦悩の解決にも適用できます。たとえば、ひきこもりや不登校、がん患者さんの心のケア、ターミナルケア、家族の暴力や虐待などです。より多くの方に、心の健康維持のため、また自己成長、自己実現の基礎となる心の探求のために活用していただけると嬉しいです。

　読者のみなさんの中には、自分自身の存在に関わる問題で悩んでおられる方がいるかもしれません。自分の存在そのものの否定や自分自身の罪の苦悩、死の不安などの深い悩みです。そういう問題を克服するヒントが西田哲学にあります。

　本書でご紹介したマインドフルネスの自己洞察の手法は、西田哲学でいうところの「意志的自己」の自覚を応用したものです。実は、意志的自己よりさらに深い「叡智的自己」、「人格的自己」もあります。西田哲学の核心は、自己と世界が別ではないという一元観の哲学を論理的に説明したものだといわれます。より深い「人格的自己」の探求によって、自己存在に関わる深い苦悩をも克服できる可能性があります。本書の実践的手法の中にもその一部を織り込みました。より深い自己の探求のためにも、この本は入門書となることでしょう。

　この本によって、一人でも多くの方が、現在のつらい状況を乗り越え、ご自分の願いの実現に乗り出されるようお祈りしています。

　自己洞察瞑想療法を実際に体験してみたい方や、専門家向けの講座については、当研究所のホームページをご覧ください。

マインドフルネス総合研究所のホームページ
http://mindfulness.jp/

附録 【記録表A】　スケジュール表　第(　)セッション　名前［　　　　　］

課題＼実行日	月　日（　曜）	月　日（　曜）	月　日（　曜）	月　日（　曜）	月　日（　曜）	月　日（　曜）	月　日（　曜）
A　起床時刻 （目標：　時）	(　：　)	(　：　)	(　：　)	(　：　)	(　：　)	(　：　)	(　：　)
B　運動・活動 （目標：　分）							
C　呼吸法 （自己洞察を含む） （目標：　分）	(　)分	(　)分	(　)分	(　)分	(　)分	(　)分	(　)分
D　行動時自己洞察 （目標：　回以上）	(　)回	(　)回	(　)回	(　)回	(　)回	(　)回	(　)回
E							
F							
G　私独自の問題							

運動＝F：体操　S：スクワット　H：早足散歩　J：ジョギング　T：その他

[コメント]＝症状の変化、出来事、気づいたこと、試したこと、できたこと、できなかったことなど下記に自由に記入します。
★満足度＝精神症状や身体症状の程度。最良が5、最悪が0で近い数字にマルをつけます。

月　日（　曜） ★満足度 5 4 3 2 1 0	
月　日（　曜） ★満足度 5 4 3 2 1 0	
月　日（　曜） ★満足度 5 4 3 2 1 0	
月　日（　曜） ★満足度 5 4 3 2 1 0	
月　日（　曜） ★満足度 5 4 3 2 1 0	
月　日（　曜） ★満足度 5 4 3 2 1 0	
月　日（　曜） ★満足度 5 4 3 2 1 0	

附録 【記録表A】　スケジュール表　第(　)セッション　名前[　　　　]

実行日 課題	月　日 (　曜)	月　日 (　曜)	月　日 (　曜)	月　日 (　曜)	月　日 (　曜)	月　日 (　曜)	月　日 (　曜)
A　起床時刻 　（目標：　　時）	(　：　)	(　：　)	(　：　)	(　：　)	(　：　)	(　：　)	(　：　)
B　運動・活動 　（目標：　　分）							
C　呼吸法 　（自己洞察を含む） 　（目標：　　分）	(　)分	(　)分	(　)分	(　)分	(　)分	(　)分	(　)分
D　行動時自己洞察 　（目標：　回以上）	(　)回	(　)回	(　)回	(　)回	(　)回	(　)回	(　)回
E							
F							
G　私独自の問題							

運動＝F：体操　　S：スクワット　　H：早足散歩　　J：ジョギング　　T：その他

[コメント]＝症状の変化、出来事、気づいたこと、試したこと、できたこと、できなかったことなど下記に自由に記入します。
★満足度＝精神症状や身体症状の程度。最良が5、最悪が0で近い数字にマルをつけます。

月　日 (　曜) ★満足度 5 4 3 2 1 0	
月　日 (　曜) ★満足度 5 4 3 2 1 0	
月　日 (　曜) ★満足度 5 4 3 2 1 0	
月　日 (　曜) ★満足度 5 4 3 2 1 0	
月　日 (　曜) ★満足度 5 4 3 2 1 0	
月　日 (　曜) ★満足度 5 4 3 2 1 0	
月　日 (　曜) ★満足度 5 4 3 2 1 0	

附録 【記録表B】私独自の問題と対策　第（　　）セッション

◆課題Gは、私独自の問題・症状の克服です。

- 「つらいこと／私の問題」のうち、優先順位の高いものからいくつかを①～③に記入して、「行動計画・対処法」を作成してください。
- 克服法が習得できたら、別の問題に取り組むため、時々、見直してください。
- 途中で変更したい場合、新しい問題を④⑤などに記入します。

	取り組み開始日	つらいこと／私の問題	行動計画・対処法
①	月　　日		
②	月　　日		
③	月　　日		
④	月　　日		
⑤	月　　日		

附録 【記録表C】改善状況の点検表　名前 [　　　　　]

(Ⅰ) 精神症状・身体症状

100点評価で記入してください。
0〜20＝非常につらい、回数が多い　21〜40＝かなりつらい　41〜60＝ややつらい
61〜80＝少しつらい、回数が少ない　81〜100＝平気

	月　日(開始時)	月　日	月　日	月　日
(A)抑うつ気分、ゆううつ				
(B)興味、喜びの低下				
(C1)食欲の低下				
(C2)食べ過ぎ、過食				
(D1)睡眠障害、不眠、早朝覚醒				
(D2)睡眠過多、睡眠時間が長い				
(E1)制止(頭の回転や行動が遅い)				
(E2)焦燥、イライラ、そわそわ感				
(F1)疲労感、疲れやすい、無気力				
(F2)鉛のように体が重くて動けない				
(G)無価値感、罪悪感、自責感				
(H)思考力、集中力、決断困難				
(I)消えたくなる、死にたくなる				
(J)痛み(頭、胃、腸など)				
(K)息苦しい、過呼吸、パニック発作				
(L)激しい動悸(心拍数が急に増加)				
(M)フラッシュバック(侵入的回想)、悪夢				
(N)その他の身体症状(　　　　)				
(O)総合的な気分・満足度				
平均点数(＝合計点数÷項目数)				

(Ⅱ) 治したい行動

	月　日(開始時)	月　日	月　日	月　日
(A)対人恐怖、社交不安(視線、赤面、あがりなど)				
(B)落ち着きがない、緊張感				
(C)予期不安				
(D)回避(乗り物、場所、出来事に関連すること)				
(E)外出できない、人に会えない				
(F)強迫行為(鍵の確認、手洗いなど)				
(G)自傷行為(リストカットなど)、自殺未遂行動				
(H)暴力、破壊行為、家族との不和				
(I)まぎらし行為(過食、飲酒、買い物、遊興)				
(J)治療薬の服用(薬をやめられない)				
(K)その他、治したい行動(　　　　)				
(L)総合的な満足度				
平均点数(＝合計点数÷項目数)				

(Ⅲ) 自分を知る

100点評価で記入してください。
0〜20＝できない、つらい　21〜40＝かなりつらい　41〜60＝ややつらい
61〜80＝少しつらい　81〜100＝平気

	月　日(開始時)	月　日	月　日	月　日
(A)思考をコントロールできる自信				
(B)家族との関係について自分でできること				
(C)自己嫌悪、自己評価、自己信頼				
(D)他人の言葉や状況に感情的に反応、拒絶過敏性				
(E)他人への甘え心、依存心				
(F)生きがい、人生の価値は明確か				
(G)奥にあって自由に決断する自己存在の確かさ				
(H)総合的な満足度				
平均点数(＝合計点数÷項目数)				

附録　◆【記録表A】〈スケジュール表、第1セッション〉の記入例

実行日 課題	6月1日 （土曜）	6月2日 （日曜）	6月3日 （月曜）	月　日 （　曜）	月　日 （　曜）	月　日 （　曜）
A　起床時刻 （目標：7時）	（6：50） ○	（8：05） ×	（6：30） ○	（　：　）	（　：　）	（　：　）
B　運動・活動 （目標：30分）	○ H（散歩）	○ F，S	×			
C　呼吸法 （自己洞察を含む） （目標：15分）	（30）分 ○	（10）分 △	（　）分 ×	（　）分	（　）分	（　）分
D　行動時自己洞察 （目標：5回以上）	(7-8)回 ○	(1-2)回 △	（0）回 ×	（　）回	（　）回	（　）回
E　生活行動時の 　　傾注観察	○ 歯みがき	○ 入浴	○ 運動			
F　食事中の 　　傾注観察	×	○	○			
G　私独自の問題		①	①②			

※課題のEとFはセッションごとに変わります。毎回、課題のタイトルを記入して使用してください。

◆【記録表B】〈私独自の問題と対策〉の記入例

・課題のGは、私独自の問題・症状の克服です。よく起きる問題、つらいことに対して、価値実現の反応パターンを計画しておきます。

	取り組み開始日	つらいこと／私の問題	行動計画・対処法
①	6月2日	痛みがある（治療してもとれない）。	呼吸法をしながら痛みをあるがまま観察する。痛みをいやがることばかり考えず、できること（行動）をする。
②	6月3日	朝起きられない （起きようとしてもどうしても体が動かないわけではない場合）。	起きられない本音を見つめる。 「起きてもすることがない」「起きても無駄だ」と思う背後にある本音は何かを探る（無知、不信、逃避、絶望など）。何かの行動を思いつく。その後、起きられるか試す。
③	6月10日	昼寝が多い。	眠くなったら、立ち上がって部屋を歩いてみる。
④	6月10日	課題が理解できない。	あきらめずに、本を読む。読んで実行してみる。それから、また読む。カウンセラーに相談する。
⑤	6月10日	呼吸法がうまくできない。	日中も時々、30秒でも呼吸法にチャレンジする。「呼吸法」と書いた紙を見えやすいところに貼っておく。

・【記録表B】は、第10セッションで扱う「悪化、再発防止の行動計画」にも使えます。以下、記入例です。

	取り組み開始日	つらいこと／私の問題	行動計画・対処法
①	3月10日	最近、寝つきが悪くなった。	1．寝る前に毎日、「ゆっくり呼吸法」を30分行う（洞察実践1）。 2．その後、「就寝前の呼吸法」を行う（洞察実践13）。
②	3月15日	特定のことばかりを考えて、とてもつらくなっている。	紙に「今、ここ」と書いて、壁に貼っておく。目についたら、考えをストップする。以下のことを毎日実践してみる。 1．常に「今、ここ」課題の現場（洞察実践33） 2．価値・願いを確認する呼吸法（洞察実践11） 3．特定思考を観察する呼吸法（洞察実践16） 4．今、意志作用の実行（洞察実践21）

大田健次郎 ……… おおた・けんじろう

1945年生まれ。マインドフルネス精神療法士。
一般社団法人日本マインドフルネス精神療法協会代表、
特定非営利活動法人マインドフルネス総合研究所代表。
一橋大学商学部卒業。花園大学大学院修士課程（仏教学）修了。
自身のうつ病を坐禅などで治した経験をもとに、
マインドフルネス心理療法としての「自己洞察瞑想療法」を開発し、
1993年から、うつ病や不安障害などの支援活動を行う。
現在は、カウンセラー（マインドフルネス瞑想療法士）の育成、
メンタルヘルスに関する講演活動にも力を注いでいる。
全国でマインドフルネス講習会を開催中。
著書に『不安、ストレスが消える心の鍛え方　マインドフルネス入門』
（清流出版）などがある。
問い合わせは、Eメール:jamp01@mindful-therapy.sakura.ne.jpまで。

うつ・不安障害を治すマインドフルネス
ひとりでできる「自己洞察瞑想療法」

2013年6月15日　[初版第1刷発行]
2017年4月30日　[初版第5刷発行]

著　者　● 大田健次郎
発行者　● 水野博文
発行所　● 株式会社佼成出版社
〒166-8535　東京都杉並区和田2-7-1
電話　(03)5385-2317(編集)　(03)5385-2323(販売)
ホームページ　http://www.kosei-shuppan.co.jp/

kosei
shuppan

印刷所　● 小宮山印刷株式会社
製本所　● 株式会社若林製本工場

＊落丁本・乱丁本はお取り替えいたします。
〈出版者著作権管理機構（JCOPY）委託出版物〉
本書の無断複製は著作権法上での例外を除き禁じられています。複製される場合はそのつど事前に、
出版者著作権管理機構（電話 03-3513-6969、ファクス 03-3513-6979、e-mail: info@jcopy.or.jp）
の許諾を得てください。

©Kenjirou Ohta, 2013. Printed in Japan.
ISBN978-4-333-02604-3　C0011